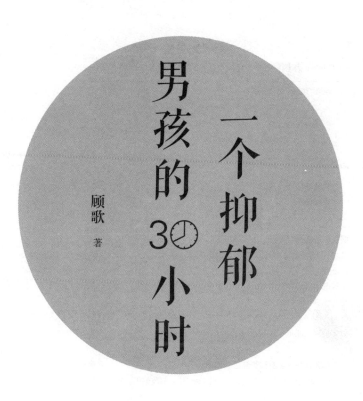

一个抑郁男孩的30小时

顾歌 著

漓江出版社

桂林

图书在版编目(CIP)数据

一个抑郁男孩的30小时 / 顾歌 著. —桂林:漓江出版社, 2014.7(2018.10 重印)
ISBN 978-7-5407-7108-9

I. ①一… II. ①顾… III. ①抑郁症－心理咨询 IV. ①R749.4

中国版本图书馆 CIP 数据核字(2014)第 108800 号

一个抑郁男孩的30小时(Yige Yiyu Nanhai De 30 Xiaoshi)

作者:顾歌

出 版 人:刘迪才
出 品 人:吴晓妮
策划编辑:叶　子
责任编辑:叶　子
装帧设计:何　萌
责任监印:陈娅妮

漓江出版社有限公司出版发行
社址:广西桂林市南环路 22 号　邮政编码:541002
网址:http://www.lijiangbook.com
发行电话:010-85893190　　　0773-2583322
传　　真:010-85890870-814　0773-2582200
邮购热线:0773-2583322
电子信箱:ljcbs@163.com

山东德州新华印务有限责任公司印刷
(山东省德州市经济开发区晶华大道 2306 号　邮政编码:253000)
开本:880mm×1 230mm　1/32
印张:11　字数:200 千字
版次:2014 年 7 月第 1 版
印次:2018 年 10 月第 2 次印刷
定价:45.00 元

谨以此书献给因抑郁症而自杀的抑郁症女孩@走饭，
及所有困于抑郁症泥淖的人们。

本书所有收益将用于抑郁症救助，
让我们共同点亮爱的明灯，照亮抑郁者孤独的心灵。

推荐序

王丽萍

（国家一级编剧）

一天，在上海电视台录《相约星期六》节目，制片人赵妃蓉对我说："今天跟你搭档的心理学家叫顾歌。"

我面前是一块很大的化妆镜，顺着赵妃蓉的指点，从镜子里我看见了坐在角落安静看书的人，他似乎感觉到了被注视，抬眼一望，我们的目光在镜子里交汇。

这是一个识别度很高的男子，一丝不苟的发型，目光锐利而敏感，还有一撮小胡子——如果我是漫画家，会夸张他的眼睛和胡子；如果我是导演，我会让他演男一号，因为过目不忘。

至今记得那一场节目，他咄咄逼人，毫不留情，激动时手舞足蹈，难过时苦口婆心——怎么会有这样性情的心理学家呢？心理学家不应该有雷打不动的冷静么？

慢慢地，我掌握了他在节目里的节奏，于是就不按常规出牌地跟他唱反调，他说是，我就说不是，他说可以，我就说不可以……没有想到他非常欣赏我这样的"对着干"，因为只有这样，节目才好看，嘉宾才从我们这一正一反里，听出有趣的思想来，所以很多的时候,顾歌是当了个"恶人",我则被夸为善解人意——其实,在我被夸的后面,我觉得他很善良,很男人,很宽容。

节目间隙,他一个人,安静地坐在角落里,我跟倪琳、朱桢他们"八卦"的时候,他纹丝不动地看书看电脑,有时候,我们会逗他:"顾歌,跟我们一起玩吧!"他一笑,也不答,依旧我自岿然不动,随你们去!

有一次,在节目里,他夸一位想瘦就瘦的女孩子说:"你有很强的自制力,因为有如此坚强个性的人,才会想做什么就一定做到。"我想,顾歌其实也是这样的一个人,他很坚定,目光从来不闪烁其词,说话干脆利落,走路大步流星。这样的人,认定做什么以后,一般都坚持到底,永不言败。

看看顾歌的人生,他不容易。他是中国第一个拥有自己电视专栏的心理专家——湖南卫视 2010 年开播的《顾歌读心闻》开创了用心理学知识解读新闻及生活种种事件的有益尝试。同时,浙江经视《资本相亲会》《非常董事会》等知名节目也相继约请顾歌担任节目的心理专家及评委,他参与各类电视和电台节目有数十种。很多观众从他深入浅出的点评里获得启发,也有人从他犀利激情的思绪里找到希望的光芒——顾歌跟我说:"我做节目,并非为名为利。人总得有理想吧?"而他的理想,就是用他的专业知识,帮助更多的人感知世界的明亮和希望。

现在,他的新书《一个抑郁男孩的 30 小时》出版了,这是一本非常让人感动的书,不仅仅是他在做一件跟他专业很搭的事业,更是他的胸怀、境界、视野,不单单是一个心理学家的世界,更是一种博大精深的大爱,这份爱,超越了仁慈、宽容、怜悯和同情,运用理性去分析、救赎、支招、解忧,这才是心理学家对人们的意义所在吧？你困惑时,他给予解答;你痛苦时,他付出真诚;你绝望时,他打开安慰;你失落时,他给你安全。当你觉得人生啥都不可以相信时,一回头,他在。

这是很好的人生,这也是很善良的人生。当我得知他把书的收益都将用于对抑郁症的救助时,忍不住为他鼓掌!他说:"让我们共同点亮爱的明灯,照亮抑郁者孤独的心灵。"

这个时候,对他肃然起敬!

当然,这份尊敬也不会中止我在节目里继续跟他唱反调。当我们一唱一和做着《相约星期六》时,我们知道,信任久了,就是默契;能给他人带来快乐,是一种美好。

2014 年 5 月

目　录

自 序

我曾经受一个十八岁的来访者邀请,参加了他的"人生启航"感恩会。在一众亲友师长间,他让我紧挨着他坐在身边。他感动地介绍说,是我启发他知道了自己的未来和希望。要知道,感动的除了他,也有我,一个从业十年,相当于走了他人二十年艰辛路的心理助人者。我经常为来访者的觉悟而感动,也为自己的职业而感动。

苏格拉底说教育不是灌输,而是点燃火焰。美国学生对好老师的评定标准之一就是要"给学生带来希望",而怎样才是带来希望的老师呢?首先,关心学生及其未来的人生目标;其次,根据学生的人生规划设计教学;第三,激励学生克服困难,指导他们独立解决问题。

而以上三点,我认为几乎可以成为天下助人者的共同美德和标准。关注来访者的发展,个性定制化的助人服务,协助和激励他们克服困难,并使其充分掌握解决问题的方法。

这是我力求在本书中尽量展现的内容,而促使我着手写这本书的动机却源于两年前一个素昧平生的南京女大学生@走饭 丢下的最后一篇微博:"我有抑郁症,所以就去死一死,没什么重要的原因,大家不必在意我的离开,拜拜啦"。第二天,南京传出新闻,一个女大学生自杀了。她用生命实践了人生最后一次承诺。我在看了她最后留言的那一刻，就想为她、为抑郁症写一本书。这本书起笔于今年三月，正逢这个女孩走了两年整。

这本书中的 G 不是虚构人物，这本咨询手记式的作品也不是空穴来风，既然都有出处，那就得涉及心理咨询师的职业规则，保密原则是一道不可逾越的红线。所以基于 G 及他父母希望给予抑郁者一些关心和支持的意愿，在共同的商议下，我们达成共识：以书籍形式将咨询过程和咨询师的评价比较真实地呈现；我们也希望这本书给读者带来生活的希望和改善自我的动力。

当然，作为一个与咨询模式截然不同的表达形式，写作需要将原生态的口语对话进行自然、合理的转换，为了符合出版要求，还要进行文字上的加工、润色，但这个转换过程，我希望我的尺度是严谨的，不至于扭曲或美化咨询过程的本来面貌。

人类所有的智力产品都是思想的结果，而抑郁症者其实是纯粹的思想者，他们会思考你平时绝对会忽略的事物，敏感于你平日绝对不在意的细节。他们比任何"健康"人都要关注人生和命运，感动于关系和情感。和他们探讨任何话题都会令人产生思想的振作和观念的反省。这对于繁忙中的健康人来说正好省却了"思考"的麻烦。因为有些事，你不是抑郁症患者便想不到，但这些你忽视的事却总能成为你人生某一处的羁绊。

对于不同程度的抑郁者来说，书上对 G 完成的咨询过程已经足够让你感受心理咨询的吸引力了；如果你把自己与书中的 G 做一个很好的整合，那么对你的帮助将是非常大的。品味其中任何一段与自己相关的症状或想法的文字，都会给你带去一种全新的希望。我相信你会因此而作出更明确和正确的治疗选择。

在这本书中咨询师展现的咨询技术不局限于某一门派，所以也避免了心理咨询界客观存在的门户偏见。从访谈细节中，可以见到精神动力治疗的痕迹，认知行为主义的脉络，而来访者中心、存在主义、催眠治疗和家庭治疗亦相杂其间，但咨询精神却更倾向于后现代的积极心理学治疗模式。如果同道咨询助人者愿意对本书深究细考，也一定会有更多专业感悟和收益。

人类自开化以来，行为即在拓展、抗挫和疗愈这三个阶段中循环。这本书亦包含着这三个阶段，只是程序是从疗愈到抗挫，再到拓展。而智慧包含了十四项要素：自觉与成熟；责任与目标；道德约束；后设思考；远见卓识；冲突处理；洞察他人与情境；对不明确性的容忍及处理；对人类混乱的了解与相处；对个性化及不合逻辑事件的开放态度；整合资源及问题归类；理性思考与开放思维；防范经验主义；认错的勇气及从错误中学习的能力。这些要素就像明珠，散落在本书的各个角落，期待着你去寻找和共鸣。

这些智慧的表达，在心理治疗工作中称为"阐释"，这个词来源于赫尔墨斯（Hermes），他是希腊神话中长着翅膀的神的使者，为人间传递来自奥林匹斯山的神谕。神谕总是含混不清，同时赫尔墨斯又是隐瞒者的保护神，所以有人就开始破译他话中的真谛，以获得事实和真相，逐渐形成了专门的"赫尔墨斯学"（hermeneutics），翻译成中文就叫"阐释"，这是咨询师在心理治疗工作中的重要手段之一。

比如作者对抑郁症的阐释：抑郁又称情感障碍，直接反应之一就是情感冷漠，易激惹，回避和退缩。发作之初就应该求助专业心理治疗师，但目前国民心理健康意识比较薄弱，认为心情不好可以轻易摆脱。恰恰相反，情绪问题是生命质量问题，不可低估。抑郁症产生的原因有遗传性和成长中的情感缺陷;抑郁好转应满足其情感需要。

比如对紧张的阐释:紧张是一种从生理到心理的自主收缩现象,也是人大化到自然界后的一种天然自我保护状态,比如热胀冷缩原理中的冷缩可以被看成一种"紧张"。一般在遭遇外界威胁时,动物的大脑皮层发出判断"危险"的信号,然后肾上腺会分泌肾上腺素以刺激大脑的情绪控制区域——杏仁核,于是产生紧张的情绪指令,紧接着躯体也随之产生"紧张"反应。整个过程瞬间完成。但如果动物的大脑对紧张出现误判,即本不该导致紧张的事物却导致了紧张,这可能就是认知失调的结果。于是得重新调整其对该事物的认知态度,并重新建构正确的情绪。

比如对"人在面临风险时的行为反应"的阐释:当一个人面对无法抵抗的压力时,要么赴死般地对抗到底,这种一意孤行也是一种心理障碍,称为偏执;要么就让自己蛰伏装死,这是飞禽走兽遇到危险时保存生命的一种本能举动,是超越意识,活跃在潜意识中的生本能。一旦触及危险,恐惧会令其激发自主神经系统的交感效应,心跳变慢,出现退缩回避反应。当然,个体还有所区别,有些人在遇到危险时,自主神经系统激活迷走效应,就会出现亢奋躁动反应。

以上关于阐释的例证构成了本书的理论基石,或者说,正因这些理论架构的存在,这幢房子才能成型,才能有它独有的式样。

关于本书的结构,完全按照 G 的咨询过程来延伸,细分有三个阶段,关系建立阶段、抑郁处理阶段及正向发展阶段。这三个阶段是一个总体划分,在各章节中也会有阶段的交叠重合,而整个咨询发展脉络相对清晰。所以在阅读时,如果贯穿一体地阅读,感受势必更为深刻。

我始终相信人类得以伟大的根本动力，是人性中的利他和助人之心，而非弗洛伊德所说的繁衍和生存的两大本能。而"爱商"则正是摆脱人间困苦的"良药"。

2014 年 5 月初于心潮心理咨询中心

G 的资料

（G 母提供）

G,1991 年 11 月 17 日生于日本东京都调布市布田町。

因为父母都是留学生,学习工作紧张得没有时间照顾他,不得已在 1 岁半时将他送回中国,请姥爷姥姥照顾。

在他刚刚 1 岁的时候,曾被送到保育园。保育园是日本政府为双职工开设的服务机构,照料 1 岁至 3 岁的孩子。

很小的孩子离开父母都要哭,G 也是如此,但过一会大家就不哭了,可还有一个小朋友仍然不停地哭,G 就一直在他身边关心地守着他,老师看到后很感动地在给家长每天联络的小本子上写道:G 很善良,很有爱心。

送回中国的姥姥姥爷家后,G 给两位老人带去了很多欢乐,但两位老人也很是辛苦。他们身体不太好,没有创造更多机会让 G 和其他小朋友交朋友,一起玩。一年多的家庭生活,让他变得有些内向。

快 3 岁时,G 回到日本,进了那里的幼稚园。突然进入集体生活,让他有些不适应,老师也没有对其深入了解,采取的都是打压式的教育。G 慢慢变得胆小和内向。

他 3 岁时开始对童话书里的故事着迷起来,妈妈为了让他自己去阅读更多的书,教会了他日语的假名(相当于中文的拼音)。

阅读让他的生活有了点美好的样子。美丽的童话让他沉浸在幸福、芳香的世界里。每当圣诞节来临时，他总能得到最想要的礼物，他深深地信赖着圣诞老人：他是亲和、能帮助他的可爱老爷爷！

6岁上小学，他去的是一所私立小学，叫晓小学校，第一任老师叫大石，是一位很有教学经验、很爱学生的女老师。入学不久他就与一位叫伊藤的小朋友成了好伙伴，他们在放学后会去对方家中做客。他开始迈出了成为社会人的第一步。

然而在他五六岁的时候，家里不断出现矛盾，父亲的出轨带来了不断的争吵。这一切对于一个小孩是多么地可怕，内心的恐惧让他变得多疑和怯弱，他不知道自己要怎样做才能让父母的争吵停下来。他变了，变得对什么都没兴趣，觉得什么都不值得高兴。

5岁他开始学钢琴，虽然不太喜欢，但在妈妈的热情鼓舞下他还是作出了努力，渐渐对音乐有了好感……除了钢琴，他还加入了绘画班，那里的老师完全让孩子们自由去想、去画。G在那里多次获得了朝日新闻社等单位举办的大赛奖。当时老师有这样一句话让他至今还记得："获奖的孩子们，你们每个人都有可能成为优秀的画家，但由于没有坚持下去，你们就可能会失去这个机会！"后来他在三年级的时候进了一所私塾，学习的内容很广很深，画画班不得不停了，四年级时也告别了钢琴课。有一次放学后要去私塾，他告诉妈妈自己有点困，妈妈给他冲了一杯可可粉，他刚喝完就睡着了。私塾每星期都要考试，然后重新排座位，优秀的坐在前面，不优秀的在后面，每个月还有一次全县考试，这些卷子，妈妈都要看半天，然后给他评价……

父亲的爱是冷冰冰的，而妈妈的爱又让他感到很大的压力——这种厚望让他幼小的心灵感到了什么是累，什么是负重前行……太大的压力让他想到了最信任的圣诞老人，于是在四年级的圣诞节那天，他给圣诞老人写了一封信，他告诉圣诞老人他累了，非常非常累，他不想在私塾学习了，让圣诞老人帮助他……看到了儿子的这封信，妈妈心里很痛！但一时想不出什么好办法，在日本上中学是一个重要的分水岭，能去上好中学就是将来能去上好高中的保证，去上好高中又是进入好大学的必要前提，妈妈只能硬着心肠以圣诞老人的名义给 G 回了一封信，满篇都是鼓励，都是承诺和希望。收到这封信，G 哑然了。

五年级前期妈妈娘家发生了变故——姥姥去世了。妈妈决定回国，并请姥爷和他们一起生活。

与熟悉的学校、师友分离太过痛苦，G 不想走，跟妈妈提出，但没有得到同意，办完了所有手续告别了日本……从此他的童年停在了这里！回到中国，妈妈发现中国教育体制的一些变化令人无法适应，特别是上海，小学六年级要在中学读，而要考上好中学凭 G 的中文水平恐怕很难，他的拼音是在要回来前一边洗脚一边向妈妈学的。汉字几乎不认识，中国话只能听懂妈妈说的，换了别人就听不懂了。一下降了两年级！三年级的小同学又太小，无法沟通，老师也管得很严。再加上 2002 年的上海浦东还在建设中，到处乱哄哄的。这一切巨大的反差让 G 在去学校几天之后的一个晚上，放声大哭了很久很久，家人谁也没有和他深谈，只是劝说慢慢会习惯的，将来大了就可以去自己想去的地方了……作为一个刚到十二岁的孩子，他还是无法理解，心里的失望到了谷底，他感到自己全完了，那个美好的世界抛弃了他，崇尚自我和曾有过的理想被眼前的境遇压碎了！从此他沉默了，脸上很少有笑容，这时非但没有人与他谈心，父母的矛盾还在升级！一天他们又发生矛盾，爸爸打了妈妈,当时 G 拿起棒球棍想要打死他。

2005 年,经过一番激烈的竞争后,G 成功地进入了一所有名的中学,并被分到了快班。之后的学习更加紧张,数学课就是奥数,正常要一学年才能讲完的必修课,一个学期就讲完了。首先是 G 的身体开始坚持不住了,感冒咳嗽就是不好,最后发烧也退不了,不得不请假,可一请假就跟不上学习了,着急上火又易得病,于是又请假。这样的恶性循环之后,奥数就跟不上了,然而老师不但不帮助他补课,还讽刺挖苦他,同学也是白眼相待。这还未完,语文老师又愤怒了,因为 G 先天不足的语文。G 五年级才开始正式学中文,有很多意思领会不深,中国话有时还说不太通,对于分析课文、写作文都有困难,区分错别字还常常弄不懂。G 从小就喜欢历史,对历史人物有着特殊的感情,对自己的将来抱着很大的希望。他不断地调整学习方法,抓紧一切时间学习,然而压力越来越大,什么都理解不了,什么都记不住了……他迷茫了、失望了,最后彻底绝望了。2006 年 10 月的某一天他将遗书放在了抽屉里……完全是一种偶然,遗书被家人发现了,家人告诉他现在的情况是因为他得病了所以学习成绩下降,对很多问题理解不了。G 先是去了精神卫生中心,一位年轻的女医生,开了很多治精神病的药,吃了一段时间根本不解决问题。于是又挂了一位教授的号,然而这位教授却因为 G 无意地顶撞了他,竟说:"你的儿子治不好的,今后他也无法进入社会……"但妈妈听后不为所动,因为她在上大学时因为某些原因,也有过这种现象,但很快就好了。所以妈妈坚信儿子一定能好起来。于是他们决定去北京,北京的医生确诊 G 为抑郁,给开了药。然而这种病在七八年前的中国还不被重视,医生也不能清楚地告诉患者,将会面临一个怎样的治疗过程,会出现什么问题,病人除了服药还需要怎样的心理辅导,等等。

服了一段时间的药仍不见好转,为了转换一下情绪,家里决定带他去日本,因为那里是他的出生地。于是 2007 年春节前他和妈妈又去了日本。刚开始在名古屋,后来搬到了东京,初期因换了他更熟悉的环境,心情有一段时间很不错,但因学习一时跟不上,还需要补习社会和地理,在补习时又犯病了,而且很重。因为父母经常吵架并将他带回中国,所以在他内心对父母尽是讨厌和恨,于是他提出要自己一个人生活,母亲没办法最后同意了他的要求,并和他签了合同,其中写道:父母同意他一个人住,但他必须按时起床,按时睡觉,坚持锻炼身体并按时服药等。但过了一个星期经妈妈再三劝说,还是同意妈妈一起住了。

一个月一次从东京去北京看病,有时他心情不好就妈妈一个人去,在家闲得无聊就开始玩游戏机,常常是从中午 12 点玩到夜里 12 点,如果遇到难过的关玩一宿也是经常。有时出去散步会因为妈妈说了一句话不高兴,就立刻回来,并且发怒摔东西。有一段时间妈妈一说话他就疑心对他有什么想法,反复问为什么、为什么。一旦回答的是他不愿意听的就会立刻发怒、打人……这样昏天暗地生活了三年,病慢慢开始稳定,2009 年的春天回到北京暂住,其中也有不稳定犯病的时候,但总体没有太严重。2010 年春天回到上海同大家一起生活了。

2012 年四五月他开始认识到自己必须一切正常起来,并开始了有计划的学习。然而家人没有作好估计,没有想到将抑郁患者一下子推向社会是一件非常容易出问题的事,必须帮助他们做好进入社会的思想转变。这一前期工作太重要了,而没有做好这一连接,使 G 成了牺牲品。

首先他自己选了一个英语学习班,可那里的老师都是临时的,并不懂如何教书;又选了一个太极拳班,老师倒是热心,可他们把人说得一无是处后让你拜他为师。这种社会上的办事作风使第一次接触社会的 G 撞得头破血流。

2012 年 10 月,紧张、害怕、恐惧、焦虑不断地开始袭击他。又由于焦虑的加重让他产生了严重的强迫思想,这种强迫思想无法摆脱,总是在他脑子里转来转去,异常痛苦!多少次他想到自杀……家里人很着急,到处求医,最后住进了某市属精神卫生中心,前后加起来一共住了四个多月,并做了近二十次的电击治疗。然而就在刚出院的第二天,G 又犯病了。痛苦的 G 无法控制自己的思想,也无法接受别人的劝说,就是害怕、恐惧、担心……家里又急急地把他送到北京,北京的医生将当时服的药全部换掉,又将当年病有好转时服过的药重新启用,就这样来来回回到了 2013 年 10 月。

如此下去怎么办?G 的家人在不断地讨论。最后大家觉得药已经吃到了极限,但无法控制他的思想。要想说服他的思想,心理医生或许才是最好的老师!于是经朋友介绍,他们找到了心理咨询专家顾歌老师。

服了近七年的药,虽然有好转的时候,但让 G 常常不信任的是:"我思想上的问题,服药能治好吗?"抑郁症服药是前提,但最后解决心理上的困惑也是重中之重呀!

当 G 在 10 月的某一天抱着更多的希望和自信来到"心灵花园咨询中心"的楼下时,突然紧张、害怕、恐慌又向他袭来,但他还是坚持着走进了咨询老师的房间,这时顾老师带着微笑进来和 G 开始谈话。G 告诉老师,他现在很紧张、很害怕……顾老师握住他的双手,轻声地告诉他不要紧张,要放松,老师完全理解你,老师完全可以帮助你。

第一次谈话老师大概了解了 G 的情况,最后告诉他要放松,不要害怕,如果有什么问题可以随时给老师来电话,老师会帮助他的。G 急切地问:"我能好吗?"老师轻松地说:"我相信你能好,给我六个月的时间好吗?""好的!"G 答应了。离开心灵花园,他好像朦胧中找到了心灵的支柱。

三天后妈妈又陪他去见了顾老师,老师问他:"你上楼时想什么了?"G 说:"我想的是希望!"老师高兴地笑了,而妈妈心里有一种前所未有的放松。

对自己的接纳就可以救赎自己，对他人的接纳就可以救赎世界。

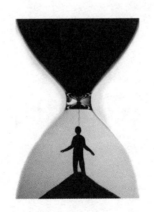

父母亲的不幸婚姻所导致的冲突,都会造成孩子在观念上的站队,选择父亲还是母亲?此时孩子开始了他人生最惨烈的心理冲突——这就是童年心理疾病的开始。在大量的咨询个案中,在一个个痛苦的心灵背后,都折射出一对对父母不幸的婚姻史。

第一章 初次访谈

关于抑郁,我是这样理解的:当你觉得抑郁的时候,你可以先试试喊出"我能开心,我肯定能开心",当喊出来时,你不仅没有开心,还有想哭的感觉时,那就说明你处在抑郁之中了。

本书的主人公名字叫 G,在我初次访谈的印象中,他是一个干净、有礼貌却表情严肃甚至还有些僵硬的男孩,他直接告诉我,他是多年的抑郁症患者。说是男孩,其实也是二十出头的年轻人了。

心理咨询师与来访者在第一次见面时总会有轻松的寒暄式对话,迅速让来访者放下人际交往初始阶段的紧张感,这也是心理师的日常功课。

与 G 在咨询室第一次会面时,他是由父母陪同进来的。G 并不回避咨询师的提问,也没有像许多来访者那样让家长替他回答。所以寥寥几句就进入到了他来访的求助目的——抑郁症。

G 是出生在日本的中国东北男孩,十岁随父母从日本转到上海生活和就学。从开始产生抑郁的感觉,到十六岁左右发作,之后开始服用精神科抗抑郁药物。

咨询师: 这种抑郁的感觉是来上海后形成的吗？

G: 差不多吧，因为来上海后才有了明显不开心的感觉。但我知道不管是否来上海，似乎肯定会发生今天的情况。因为我的性格小时候和一般人就不太一样。

因为是第一次来访，咨询师并不想与他马上进入早期根源的探寻，所以，咨询师立刻转回当下的话题中。

咨询师: 我们探讨一下关于抑郁症的问题吧。抑郁症我接触了很多，也有一点经验。你对"抑郁症"这三个字是怎样感受的呢？

G: 你问我对抑郁症的感受，比如我看到某种对象，心中非常烦躁，身体反应就是上火，好像身体被火烤着一样，非常热。我就是因为讨厌这种感觉，所以觉得不愿意接触一些事情，总想要待在家里，甚至不想活着。碰到一件事情先是焦虑，接着就是一种疼痛。

咨询师观察到当 G 在说上面这段话时，他的身体开始变得笔直和僵硬，语言像是在引导自己的身体似的，可以看到两只手也是紧紧地拧在一起。此时，咨询师马上又再次中断他的表述。

咨询师: 好的，我们先停止表达自己的感受，避免用语言强化自己的身体。现在，你愿意把手给我吗，跟我接触一下。现在又是什么感觉？

G: 现在就是这样。没太大感觉。

咨询师: 我感觉你的手有些紧，你的脉搏有一些快，来吧，让我们先尝试放松一些。你能否告诉我，当我触碰你的时候——其实这也是人和人之间的一种交流——你的肢体感受到这种交流时，心里有什么感觉?

　　G:警惕!

　　咨询师:好。我告诉你,我对你无害,不仅无害,而且我想我能帮助你,现在是帮助的开始。当我这么说的时候,什么感觉?

　　G:害怕别人看不起我。好像被人嘲笑。

　　咨询师:两只手给我。你觉得我会不会嘲笑你?

　　G:这个说不清楚。

　　咨询师:没事,一点点来。如果我内在有嘲笑,哪怕一丁点,就不可能帮助到你,因为嘲笑是一种拒绝,你现在没有感受到我有拒绝,是吗?

　　G:没有。

　　咨询师能感受到 G 此时身体的紧张,在面对陌生环境和事物时,人类的自主神经就会释放出紧张能量,这本身是任何动物与生俱来的自我保护机制。人类进化至今,还保留或强或弱的这一机制,其实就因为人类的强大并没能让人摆脱各种威胁性的挑战和灾害。当然,此时咨询师需要做的就是证明自己是足够安全的,然后才能渐渐争取到信任。而咨询师此时使用的正是对 G 的症状进行阳性附意,也即正向肯定,先慢慢让他放松下来,这对咨访关系的建立才有帮助。

　　咨询师:我们现在尽量不要让自己紧张。当我把你的手放下来时,你就全身放松。我们来试验一下,把手臂抬起来,当我数到三的时候,就不要再用力了,让手自由落下,本能地处于自由放松的状态,感觉自己打开了。现在是不是觉得更放松一些了?

　　G:是的,但还是有点恐惧。

咨询师:这是我们要来共同面对的。如果恐惧的东西,用一幅图描述出来,告诉我是什么图?想象一下,闭上眼睛,让我感觉到这幅图同样存在于我的眼前。

G:火,白色的火,照得非常亮。

咨询师:还有吗?

G:烧得非常端正,庄严。

咨询师:再看看周围。火是在盆子、一个场地,还是某个容器中燃烧?

G:就是火本身。火是一种象征,代表着正确、正义。

咨询师:那么火是谁放的?

G:应该是我母亲。

咨询师:这个火的意义是什么?

G:代表着她是正确的……

咨询师:你是怎么看这个意义的?

G:虽然是正确的,但我不太能接受,因为接受起来太累了。

咨询师:那么现在喝一口水,含在嘴里,不要咽下去,现在把这个火先降降温,然后再慢慢咽下去。现在什么感觉?

G:嗯,好像轻松一些了。

此时,咨询师让 G 先休息一下,开始转向 G 的父母。

当咨询师与 G 交流的时候,他父母就在身边的沙发上无声息地并排坐着,我能感受到他们情绪的低落,坐姿是紧张甚至僵硬的。一个人的成长问题,毋庸置疑一定关乎家庭关系。父母亲的结合就像不同的品种嫁接成一棵树,在树上结的果当然与嫁接的这棵树的生长质量有莫大关系。但又如何期盼每对父母都是"嫁接专家"呢,所以出了问题时,并没有考虑到其可能导致的后果,也没有及时去处理已经造成的潜在或显现了的伤痕。处理总是后置的,直到问题已经无法回避时才被迫面对。所以此时,咨询师转向了 G 的父母。

当 G 的父亲与咨询师交流时,母亲突然起身要离开,G 的父亲止住了她,并继续自己的话题。

G 父:在孩子小时候,父母经常打架。有些时候在我出差的情况下,一些问题导致夫妻感情不好。我承认都是我的错。孩子可能是看到了这些,很害怕,他太小了。另外,孩子后来从日本回到中国,教育方法的不同可能对孩子有些影响。主要是这两方面。如果还有就是,前年孩子的姥爷去世了,很多事情突然变化,他那时一直在医院陪着姥爷,对于他来说触动很多。孩子很脆弱。作为父亲我道歉。别的方面,没有大的问题。

咨询师:妈妈呢,你有什么需要补充的吗?

G 母低着头,沉默了好一会儿,然后才缓缓地说:"我有一些话以后单独和你说吧。"她停顿一下,又说:"其实我对孩子也有许多后悔,比如打他打得很厉害,现在想想真不是孩子的错,只是我当时心情糟糕透了,但那时候真的没有办法,真的没有办法。"咨询师注意到她重复了两遍"真的没有办法"。

咨询师:没办法是怎么理解的?

G 母开始无奈地摇头,似乎有许多无法言说的话语,并开始抽泣。

咨询师:你后来怎么做的?

G 母:我只能想办法帮他治病。在他十多岁时就带他往精神卫生中心配药,精神科大夫诊断说是情感障碍,已经用了七年的精神科药物了,但一点都没用,也不知道什么时候能停药,七年了。而且开了6种药,太多了。一天吃9片啊。看了药品说明书,副作用都可以吓死人,才多大的孩子啊。我们真的担心,不吃又不是,吃又不好。不知道怎么办。

咨询师:那么父母还可以介绍一些各自的背景情况吗?

G父:我小的时候,家庭环境很差,是农村的孩子。小时候没钱上学,总是看别人在教室里读书。但后来家里还是勉强让我读了小学,初中也只读了一年多。高中一年没上就返乡做农民了。获得了上中专的名额后,一直读到中专毕业考上大学。那时候没有什么专业好选择,都是国家分配,学了日语专业。后来一直在日本读完博士课程,我觉着学习就是自己努力,我一直这样认为。回顾自己学习的过程,根本没有人来管理我,都是自己想着学什么、怎么学。所以,小孩学习方面,我一直觉得不要管太多。

咨询师:你希望你的孩子也能接受你的成长经验?

G父:对。这是我个人想法。其实他妈妈在学习上也很成功,也是大学生,而且是恢复高考后第一批大学生。在孩子的教育上,是她妈妈管得多一些,觉得管教也没错,但不要太过分。现在想起来,那个时候我的夫人有些想法比较过激。我也是关心比较少一些,我当时主要是在外面挣钱。

咨询师:能再提供一些父母相识的信息吗?

G父:我岳父是我大学里的教授。我毕业后进入大学工作,岳父又是我的领导。因为有这层关系,经过朋友的牵线我们才在一起的。

G母此时突然抛出一句:这是我最后悔的事……

G父像是没有听到似的,继续说他们在日本的时候,家里都是G荣获的奖状和奖杯,仅画画所获得的全日本的大赛奖杯就有好几个,而且很小就会弹钢琴,弹得还不错。

当咨询师搜集到上述信息时,可以看到这么一幅家庭景象。虽然父母亲都很优秀,但他们来自不同的家庭背景,父亲是农民家庭,母亲是城市知识分子家庭,父亲选择了自己老师兼领导的女儿,而母亲也因为种种现实的状况选择了婚姻。背景差距会引发人的自恋和自卑两种心理,当弱势的一方没有从对方眼中获得更多认同时,内心的自卑会激起他外表的强烈自恋,自恋是保护自己的一枚"荔枝壳",内部朝向自己的一面光滑圆润,朝向外界的却是毛糙棘手。优势的一方同样会形成自卑和自恋的交换,当得不到他在"情理"之中的尊重和优势待遇,也会令他陷入自卑的困扰,而出身的优势就成了令其安慰和振奋的出路,他会自我欣赏直至蔓延为自恋。当这样的家庭模式成为一种长期态势时,就形成了两大封闭的阵营。在这里没有了交流、融洽和合作,隔阂与漠视开始充斥。而G就是在这样的环境中完成他的成长过程的。

在G听着他父母亲表述这些时,G说感到很生气,他以往只看到父母总在他面前自我夸耀,心里面总有一种被他们忽视的感受。其实,当一个人为自己的荣誉而自豪的时候,恰恰容易对身边的人造成一种无意识攻击。当父亲用儿子来满足自己的自恋时,也就无法真正看清孩子。所以G觉得自己心里的真实需求从没得到过尊重,当父母要求实现某种目标时,他是被迫和无奈的。"我心里真的希望有一种安宁,没有人打扰的安宁,"G用很执着的眼光看着咨询师说道。

G:对他们的关系,我感觉很不稳定,很累,因为他们都有各自的追求,不会顾及我的感受。我对我爸非常不满,他看似理解我,但真正的目的其实也就是把他的方式套在我头上。反正我已经很累了。

咨询师:你又是怎样面对这种情况的?

G:有时候想自杀!

咨询师:自杀过没有?

G:自杀过。

G母:他尝试过几次自杀。

咨询师:什么形式的自杀?

G:我尝试过割脉,但是割得不那么厉害。

咨询师:能给我看一下吗?

G伸出两只手,手腕上有两条淡淡的伤痕。G说,这是来访前几天刚割的,是因为心中的压力已经挤得自己快发疯了。他感觉自己心理上有承受不了的压力,而精神科的药物对他来说根本是吃不吃无所谓的事,根本无法制止他想自杀的念头。

咨询师:(对G父母)建议你们与精神科医师商议一下,是否可以调整用药了。

G:算了吧,你别让吃什么乱七八糟的药了,我都已经受够了,这种难受你能理解吗?

咨询师:噢,我这里不配药,但是一个良好的精神类药物,对你的情绪有一定控制作用。只有情绪保持在一定稳定的状态下,介入一些非药物的心理治疗才会更有效。当然,你还得保证在咨询的过程中不能自杀,你现在这个意识状态能够控制自己作出这样的承诺吗?

人类的自杀行为与一些哺乳动物(比如鲸鱼或海豚)的自杀行为如出一辙，都是一种"终极防御机制"，当失去生命可以让自己从面对现实的不适中解脱时，许多人都在这样尝试着。有时这种不适感是内心与环境对称的体验，比如面临绝境无路可寻时，为了尊严而作的选择；而自杀有时与环境又是不对称的，比如由自己的误判、错觉、妄想、幻象所致，这种情况出现时，有理由相信，这当然就是"心理疾病"，比如一些严重的抑郁症，就容易出现这样的自杀念头，甚至转化为自杀行为。抑郁症治疗的手段由于受限于心理卫生事业信息面及技术面的狭窄，长期以来的治疗(包括其他的一些心理或精神障碍治疗)更依赖于药物介入。但西方的治疗已经更为开放，除了必需的药物外，个体心理机能提升、家庭系统支持及社会化的建构都需要非药物心理咨询与治疗作为主角的介入。而对 G 的治疗，精神药物显然没有起到应有的良好效果，当前制止 G 的自杀动机和念头是当务之急。但 G 却不以为然。其实自杀除了尊严和疾病所导致的原因外，或许还有其他意义，比如引起重要人物的重视等，但这类自杀往往只是一种威慑的信号而已。

G:我知道，但我无所谓。

咨询师:我们得有一个合作，我来帮你寻找到你想要的东西，不管那是什么，我们得有这么一次尝试，好吗？如果让你感觉更好一点，你觉得你需要做些什么？

G:我要的东西？

这时 G 用眼神瞟了父母一眼又陷入沉默中。在咨询中的沉默，往往是很好的审视机会，冲突往往在沉默后点燃或消融，沉默是一种理性的回归。为了保证咨询节奏的合理，有经验的咨询师往往在沉默的恰当时机抛出延续沉默前话题的选择性提问。

咨询师:那我们看看是不是需要父母和你更好地相处,重新塑造一下家庭环境?同时,让我们更好地认清自己并且更自然地生活?找到生活更明确的意义,然后保持更多的乐观心态?

咨询师的选择性提问好像抓住 G 的思想闸门似的,G 开始了他的陈述。

G:这么说吧,我也知道环境是有限的。我以前生病时独自一人住在日本,妈妈那时好像更理解我,对此我感觉更轻松一些。所以我其实也想和那时一样,非常想拥有自由,比如可以自己作一些选择,我知道自己可以。虽然我曾经尝试过选择,但非常恐惧,相当恐惧,简直就是世界末日一般。但我现在总对自己说,一切会好起来的,我得赶紧好起来。我情绪再稳定一些时,还是会考虑一些东西的。不要总是把我当成病人,包括父母,包括你们医生或咨询师,都不要用那种眼神看我。我有作为一个人正常的活法和想法。我也懂规矩,也很礼貌。面对将来的态度,就是想做好一个正经人,不逾越《圣经》地生活着,要过圣徒般规规矩矩的生活。

但是,一旦我想到要过这样的生活,潜意识里好像总有一股力量与我在斗争;哪怕我尝试着按照《圣经》生活,感觉却是冷的,越冷就越恐惧,越恐惧就感觉好像陷入一片黑暗似的,失去了把握。我好像远离了自己的生活,远离了父母的关爱,陷入无人帮助的孤独,好像一个人从天空落入茫茫大海,是黑暗的。我现在就是这样,感觉是最严重的。

G 上面的表述有三层含义:他曾在病症中获益,他是一个无异于常人甚至是更高尚的人,他在高尚的境界中落单了、痛苦了,才来到了这里。

G 的道德感和是非观在他的人格中占有很大比重,可是正确永远都是个人的事,只有开放自己的所有体验,才会知道什么对自己正确,而 G 却把自我的体验机制切断了,所以一旦思想偏离现实,就完全迷失在别人的评判当中。此时,G 慌神了,一不留神从理想之塔一头栽倒下来⋯⋯

在和 G 接触的这短短半小时中,我对 G 有了一些初步的印象和判断,为了避免他有一些消极的自我暗示,于是我将对他的观察加入了一些专业知识传递给他。

咨询师:在跟你接触的这些时间里,我发现你思维很清晰,你没有太过于严重的精神障碍,其实就是有一些抑郁,心情会低落,但千万不要担心这个病会给你带来太糟糕的后果。关键在于如果你愿意去面对,这个问题就不难解决。

G:是啊,但医院说我是严重的抑郁症。

咨询师:你是怎么看这个问题的?

G:没什么,没感觉了。

咨询师:这是你意识层面的回避,恰恰是潜意识中无法接受这样的问题。知道吧?心理生病了,意识回避着,潜意识却担心着。这也是一种心理学观念,听说过弗洛伊德吧?

G:听说过。我还看过呢。

咨询师:他就是研究潜意识的。意识分三个层次,前意识,潜意识和意识。生命是能让你感受到好处的是吗?所以没有人在主观意识上是希望过坏日子的,但恰恰潜在却会有一些破坏能量,让自己更需要操心和关注,以满足潜意识中最需要被爱和最柔弱的一面。所以周围的环境和对象是否能满足到你,成了你今天状态好坏的关键原因。

　　每一个症状都可以是一种获益,我通过这种举例子的方式旁敲侧击地对 G 进行了一些扰动,希望能让他自己对自己的症状有一些领悟,而同时强调环境的因素,让他重新打量环境对自己造成的影响。

　　G:是啊,我也不想这样,所以我还是自己努力去独立,我也去学武术,也是希望自己变得更强悍一些。但在学武术的时候,武术老师说我的腰有点驼,被他这么一说之后,我突然就觉得有这个问题了,经常想着我的腰,这对我的情绪影响特别大。

　　咨询师:就因为他说的这句话是吧?

　　G:对,现在想来就好像以前父母说的,我始终想要离开别人的语言管制。刚开始学的时候没出现什么心理刺激,老师只是教我怎么做,但后来就开始评判或指责我,变得没有耐心,这种转变对我来说就好像是一种侵害以的。

　　咨询师:你觉得他在指责你?

　　G:是的,而且是完全否定。

　　咨询师:还有什么感受?

　　G:被鄙视!

　　权威的评价和指责为什么那么具有伤害性,就是因为接受者内心还没有形成一种可以抗衡的力量。所以评价和指责就成了一种至高的行为标准,并由此增加了接受者完成的阻碍。这是因为标准后面总是隐含着不能完成目标的"惩罚",这恰恰是人类罪恶感的根源。而人类对自由的向往往往就是打破各式藩篱和框架的束缚。

所以一句评价,可能说者无意,但却可以对 G 造成莫大的冲击,甚至形成心理挫折,形成压倒骆驼的最后一根稻草;仅仅一句话,就像时光穿越,是曾经父母的指责的再现,是内心被掩藏的痛苦被重新激发,是潜意识不满和愤怒的一种当下表达。

咨询师:你在这方面很敏感,你不能被说,对吧?这可以理解为自尊心强么?

G:不叫什么自尊心强,而是说没太大的自尊心。

咨询师:没有太大的自尊心?怎么理解?

G:全被否定掉了啊,有自尊心我就反抗了,而我不会反抗。

咨询师:但你是不是变得更难受了?

G:对。

咨询师:是不是把反抗朝向自己了?

G:好像是这么回事。

咨询师:这也可以理解为自尊心强,弱者就不会这样。你其实也是强者呢。所以有多强,你自己就会有多难受,是这样吧?

每个人都在证明自己的存在感,而自尊就是一种自我价值,曾经被经常批评的 G,现在用很敏感的方式维护自己那脆弱的自尊。咨询师说 G 有强大的自尊心,其实是在强调他有一种很好的自我感。

咨询师:在生活中,除了武术老师让你有这样的感觉外,还有其他类似的场景吗?

G:当然有,我妈对我写字的要求也非常高,对我来说干什么要求都特别严格。

咨询师:平时还练字?

G：是啊，我会写书法。而我就是觉得我字写得不好，所以说并非我不能写，而是不敢写了。

咨询师：你不敢写字？

G：不写了，一写心里就疼，就觉得非常难受。

当标准处处都以否定的面孔出现，并时刻高悬自己头顶之上时，让人能做的就是逃避或望而却步！

咨询师：能不能写几个字？

G：好。

咨询师：你写记得最深切的一句话，对你影响最大的一句话，然后再给自己画个像，并且给自己一些正面评价。

G思考了一会儿，提起笔就写了起来，他写得很艰难，有些犹豫却很用力。按照要求写完后，他很腼腆地摇了摇头，表现出很不满意的样子。他写的是：愿主宽恕我们！

从写字，到自画像，再到自我认识，咨询师用了一些自我暴露的方法来引导G认识到自我掌控和被别人掌控的区别和意义，试图让一些正向的能量回归，以建立后续咨询的自信。

咨询师：从你前面的谈话和所写的内容来看，你比较熟悉基督教教义？

G：怎么说呢，《圣经》在我心里是绝对正确的，去年在我外祖父去世之后，我就信了，信得相当深，后来就有些撑不下去了。

咨询师：有信念很重要！但人类的信念还建立在寻找一种解脱和升华的途径上，是这样吗？让自己体验到满足和快乐是人类努力掌握技能和学习知识的前提条件吧。心理学因为可以让我们的心灵得到拯救所以我们才选择了它。同样，各种宗教也是因为让我们了解自己,并进一步解放自己而显得更有意义,是这样吧?

G:你说得对,但我不是一直都能这样,而是有一段时间就是这么冷着、僵硬着。我到后来都不知道自己到底想要干什么,以致我觉得干任何事情都成了一种活受罪。

咨询师:什么事情都是活受罪? 比如你有喜欢吃的东西吗?

G:不敢有!

咨询师:有没有呢?

G:有。

咨询师:能告诉我吗?

G:不知道!

当人们在迷失了自己或者脆弱的时候,若不是依赖于某个人,就会依赖于外部的某个体系,而G认为基督教在他心中是一种绝对正确的体系。而这种正确,就意味着G需要一种道德依靠。但当人们笃信一个真理时,他们就会把自己交付给真理而放弃了辨别。一旦自己的命运并没有因为真理而改观时,质疑、痛苦甚至绝望都会相继出现。在宗教信仰的路途中,G觉得成了活受罪,正是因为《圣经》并没有给他带来任何解脱抑郁症的曙光。但正是这种受罪的感受,让他能从耶稣受难的图腾中找到一种默契。G一直在《圣经》中寻求宗教禁令,并希望就此获得救赎。而这正是G的一种抑郁症性的防御机制。"不快乐甚至痛苦都是合理的,甚至是崇高的!"用这种方式来表达对道德超我的忠诚,并平衡内心的怯懦。

咨询师:那么交过女朋友没?

G:没有,因为有性的问题。

咨询师:有性的问题？怎么理解这句话？

G直接谈到性的问题时,让咨询师有些惊喜。因为在咨询中,直接谈论性不仅会增进咨询师与来访者的关系,而且也能和他探讨最根本的欲望和感受,在探讨性的时候也显得更为坦诚和真实。

G:因为我没有性！

咨询师:可以理解为有什么问题吗？比如……

G:不是不是,只是我是禁欲的。

G匆忙中断咨询师的联想,正是咨询师想知道G对自身男性角色的认同有没有障碍。当然,G的否定更是表达了自己在性的话题中不可置疑的男性自尊。

咨询师:禁欲？那么你知道自慰吗？

G:自慰？我没有过,我觉得不好！

咨询师:你没有自慰？是从来没有过？

G:嗯……有是有,但是我觉得这个应该控制。

咨询师:那么能和我说说你有做过使你快乐的事情吗？比如有想去的地方,爱吃的东西,爱做的事情？

G:有,自杀！

咨询师:自杀？你是怎么去认识这个词的？我知道《圣经》教义是不支持这么做的,是吗？

G:我知道,但是没办法,在面对最后审判的时候,统统都会毁灭的。自杀岂不是更好吗？

咨询师:你确定这能让你快乐？确定这是你理性的想法？

G:这我就不清楚了,我知道这样会下地狱。

咨询师:让我们重新看看怎样面对人生才不会有这样的结局。

G已经脱离了当下的快乐,这是抑郁症的一种症状表现。当G充满展望、渴望快乐时,却总与快乐失之交臂。那么,他就会用痛苦来武装自己,起码痛苦可以提示他:"你是一个拒绝温柔乡、不怕苦累的猛士。"这就让我们理解自虐自残行为的背后,其实是快乐远离后的一种变态振作,是一种自我救赎式的理想主义,然而却是畸形的。

这反映在G身上,就是希望以自杀来得到解脱,而不是救赎。因为,《圣经·传道书》3章1节写道:"凡事都有定期,天下万物都有定时。生有时,死有时。"可见《圣经》的伦理观念认为生死都是定数,认为人的生命主权在上帝手中,而不是人类自己手中,任意剥夺自己生命的行为,就是抢夺上帝对人类生命的主权。

G的观念正是抑郁症的典型反映:自杀是人在经历"不可超越"的障碍或痛苦时不得已而选择的"自我解脱"行为。而心理治疗正是让"不可超越"寻找到可超越的力量,"自我解脱"寻找到没有伤害的解脱途径。

更为重要的是,G明知《圣经》宣示掌握生命主权的是上帝而不是人类,但他的"自杀论"却是对他信仰的一种反抗。正如我们对给予我们生命的父母一样,"生命权是你赋予的,但我却要从你手中夺回,我要主宰我自己!"这应该是每个健康的机体在成长的关键期都会由心底呐喊出来的声音!

G:哎,这一生吧,是悲惨和苦闷的。而且这世界有时分不清什么是错误、什么是正确。一切好像都需要去尝试理解和宽恕。让我理解和宽恕父母,站在他们的角度考虑,却没有人站在我的角度来考虑。我努力去尝试理解和接近他们。有时候父母生气,自己不愿意听,但是也听进去了,因为觉得应该去理解,后来我感觉实在压不住了。我现在只想按自己的方式去活，我对自己在道德方面有一些要求，虽然他们不理解我对《圣经》的迷恋，但是《圣经》对我来说是美丽的。因为我可以因此看到自己的善良。其实我更能判断什么是正确什么是错误。我觉得我是正确的，我可以选择自己想做的任何事。但从你们心理学的角度来说又不能这样。当然，要是从更完善的角度来讲，我这样做是会差一些。这些奇怪的想法，不仅来自我自身，我还觉得也来自太多道德方面的压力，实在是太大的压力，我总觉得自己达不到道德的目标。所以，如果我自杀了，我希望上帝能宽恕我，能慈悲一些，其实我自己都不知道该怎么选择，我不是故意的。

G 的这一大段话貌似难以理解，其实反馈了一个强烈的动机：他在付出对外界理解的时候，并没有收获同等的理解。他的道德呈现并没有换取一个对等的道德关怀。他的善良和美好也没有折射出一个同样善良和美好的世界。这就是 G，一个鲜活生动的大男孩，说着与他的年龄和阅历脱节的语言。

咨询师能感到 G 略显不安，而心理治疗的意义之一，就是当人头脑中的妄念被不断询问而被自己的反思击打得支离破碎后，理性就开始升腾，感受又开始回归，逐渐就会产生建设性的防御机制和自我康复的潜能。

咨询师:想想，除了自杀外，我们还有哪些有意义的事可以做?

G:好吧，但是我不知道在这种双重压力之下，我能不能找回自我，现在真不清楚。我每天会运动一下，运动让体型好，也能找回些自信。

咨询师:通过什么运动?

G:每天先走路吧,快走。差不多走四十分钟。

咨询师:你要跑起来。每天运动保持一至两个小时,对你来说比较有好处。

G:老师,跟一般人似的去生活,你说这样对我来说好吗?

所有有心理困惑的人,在经受内心冲突的折磨后,还会有一个附带伤害,那就是我为什么不能和正常人一样,为什么陷在自己的痛苦中,却没有人理解。这种孤独的冷彻,甚至会超过疾病本身的痛苦。"我只希望和一般人一样,有自己的想法去生活,"G问道,"你说这样能好吗?"这是一种生的渴望,一种强烈的求助动机,这也是一个希望,一个契机!

咨询师:你相信像一般人那样的生活会对你更好些吗?

G:怎么好?从我小时候,四五岁的时候,一直都是这样。我渴望像一般人似的生活。

咨询师:你渴望像一般人,你说说一般人在干啥?

G:一般人想干啥就能干啥。都有自我主导权,不再害怕。

"自我主导权"的表达,正是之前"自杀"的另一层内涵。自杀已经不是自我毁灭的写照,而是一种争取权利和独立,摆脱父母不良关系困厄、精神药物控制及争取自由主张的一次声明。"不再害怕"的愿景,正是自身能量积聚涌动并期待喷薄而出,释放自身热量和影响的渴望。人类的害怕是一种被替代、被笼罩、被压抑的困顿,而只有反替代、反笼罩、反压抑,才能声张自己的胆魄。

G能说出这两点,本身就已经提出了自己的咨询目标。

咨询师:那太好了,你的目标已经确定了是吗?说出了我们共同面对的目标,现在你怎么感觉呢?

G:轻松一些。

咨询师:很好,把当下的轻松些看成是一个点,然后我们慢慢延长,形成一根线,然后慢慢扩大到一个面,最后再形成自己的影响力。这样是不是就成了你向往的人生了?你想过这样的生活吗?

G:我想过平静的生活,内心的真正的平静。

平静是静止的,是躁动后的恢复,这并不符合这个年龄的人呈现的思想。但抑郁症已经让G消耗了太多的心力,他需要内心的平复来重新积累新的力量。

咨询师:如果你真的得到平静了,那还会做什么?

G:我想我会更好些,家里的关系也会好一些。

咨询师:嗯,非常好!让我们一起来实现的好吗?

G:好的……

咨询师:之后我也会和你父母单独谈谈。

G在初始访谈中展现出内心的冲突和折磨,而咨询师的任务,就是要他看到自身内部两种能量的冲突:一个生的欲望,想突破和反抗;另一种是死的动念,自我攻击和禁止的能量。前者是与生俱来的本能,而后者是由外力影响而内化了的本能。平衡和整合两者的关系,是心理咨询师工作的终极目标。G与所有这个年龄的年轻人一样,有着强烈的欲望,而健康者可以把欲望向外伸展,而G却被扭曲和压抑,直至退缩和恐惧,最终想毁灭自身。于是心理诊断学将其称为抑郁症。G也想向外伸展,却遇到了强大障碍,有来自文化的,来自同学和老师的,来自家庭关系的,也有来自自身的适应和认知判断的。当G期待反抗而不是顺从和妥协时,他只能遭遇到更强烈的阻力。错误不在顺从和妥协是否合理，而在于有没有掌握顺从和妥协的合理方法。G 没有这样的方法，因为没有人给予和传授。他的父母本身已经深陷情绪的牢笼。

伟大的父母,没有任何人类语言可以精辟描述,没有任何心理理论可以精确分析,这些都会显得辞不达意。糟糕的父母也一样,天下没有一句语言是为他们准备的。

第二章　无奈的父母

G 的父母都是知识分子。文质彬彬的外形气质,穿着干净得体也不失朴素。G 的父母共同经营一家上了一定规模的生物科技公司,他们都是恢复高考后的大学生,正赶上了中日恢复邦交正常化。他们都留学日本,并在日本发展自己的学业和事业,而 G 正是在日本出生的。

咨询师:我理解你们的苦楚。你们的孩子时不时想要自杀。我会和你们共同面对,但首先需要控制 G 的自杀观念,好吗?

G 父母频频点头,咨询师相信,这对他们是最迫切的需求。父母在面对孩子痛苦时更多是充当救火队员,只希望尽力挽救,却很少自觉地为孩子前置一道强固的预警系统,去预防问题的发生。

咨询师:G 很关切地询问他能否好起来,其实他能这么问非常棒,不知两位有没有跟我同样的感受。你们的孩子很向往好转,这是任何心理疾病得救的关键。但目前 G 正陷入许多困境中,感到人生没有意义,做什么都很难,想什么都痛苦。这些往往是因为他自己丧失了自控力,做什么都是别人的意愿,而别人的意愿又都违背自己的真实想法。他的心理疾病正是因为精神需求以及许多欲望没有得到足够的关注和满足,这就是他的重要心理病源。我不知道你们对我的这些看法有什么感受?

G 父:您说得对,我同意这个判断。

咨询师:我能了解一下他精神科治疗及服用精神科药物的情况吗?

G 父:他是 2007 年开始持续服用精神科药物的,也住过院,做过多次电击治疗。

G 父所说的电击治疗,简称电疗法,也称电痉挛疗法。顾名思义,就是以电击脑部的方式来引发意识丧失和全身痉挛(抽搐)。当精神科治疗严重忧郁症、双极性情感疾患、精神分裂症时,在所有药物和心理疗法都无效的情况下,这是可以选择的物理疗法。很多人认为它会造成心智功能的伤害。目前电击疗法一般是先麻醉,因此病患在治疗过程中不会感觉到痛苦和不适。影片《飞越疯人院》及《美丽心灵》中电击的残酷场景是未经麻醉的直接电疗,在大部分国家被认为是非法的,但在一些国家仍被用来对付不合作的精神病患,甚至有泛化使用的普遍现象。

咨询师:G 有对你们表达他在电击后的感受是什么吗?

G 母:那种感觉很糟糕,很恐惧。

G 父:但这种情况怎么办呢,我们也是没有办法啊。

咨询师:我能理解你们的无奈。好在 G 开始有了强大的健康意愿,他说自己的要求不高,只要像正常人一样。我问正常是什么样的呢,他说正常人就是想做什么就能去尝试做什么,这可能就是我们要去达成的治疗目标。其实他现在在形式上已经可以达到这个目标了。但一定还有某些事物阻碍着他,这就是心理阻碍。我们要共同探究他的心理阻碍。我发现他对父母有一些刻板印象,即父母是无法改变的了,而父母又把改变的责任都推给他,他感觉压力更大。他的想法与你们的观念恰恰是对应的,你们是否也可以作些反思,关于在孩子摆脱心理障碍的路途上,父母能做哪些改变。

G 父:我们会配合的。

咨询师:好的,我继续介绍我对他的一些观察。G 和我谈话时表现得很压抑。这种压抑既可能来自于家庭的道德教化,也可能来自于自身的道德歉疚反应。这些都转化为他的自我约束,他想和正常人一样,但处处是陷阱和阻碍,简单不过的"正常"在他那里却难以逾越。他的脑子里只有别人的目光或评价,替代了自己的欲望,他表现出的就是拘谨、紧张和僵硬。在我们的成长过程中,如果能获得相应的自由,就能拥有对应的成功。比如父亲有自己的事业,在社会上获得了成功,这可能就源于在你成长的过程中有着相应的自由,想做什么就能尝试去做,虽然吃过苦,但人最大的苦就是自由被限制和思想被禁锢。而这样的经历,对你的孩子,对所有的孩子来说,都是不可想象的。但你们的孩子又有着不一样的经历,他一定目睹和经历了一些挫折和痛苦。他被限制的自由和禁锢的思想恰恰来自于他的这些痛苦经历。

G 父:应该是这样。

人类在成长早期,由于自我的认识还没有完成,所以这个阶段都是从重要他人的身份中去寻求认同和安全。这种对他人无条件和无挑剔的关注就容易从他人的角色缺陷中获得同化感,也就是你的错就是我的错。这对"错"的判断也来自于他人的态度或评价,然后又产生"你不幸是因为我存在"的自责感。这就是在关系冲突下产生的自我道德歉疚反应。在父母的问题中,父母对孩子来说都是重要他人,如果父母双方的关系趋于缓和,孩子就会减少这种道德歉疚反应,如果冲突越大,并且暴露于孩子面前,那么孩子的这种道德歉疚反应就愈大。

咨询师:父母亲在 G 治疗过程中,能否做到减少对他的这类刺激?我的意思是说,在关系上尽量在 G 面前保持一致性,而不要把矛盾呈现出来。起码是现在这个阶段,对 G 的治疗是有辅助作用的。这样可以吗?

G 父:能,能做到。

咨询师:其实父母才是孩子真正的心理医生。心理咨询师只是配合家庭工作。如果你们能做到,坚持做到,你们的关系不仅会得到改善,孩子的情绪也会调整。接下来呢,孩子各个方面都会渐渐康复。G 悟性很高。

G 母:他对弗洛伊德研究很深。

咨询师:嗯,这很好啊。

咨询师:弗洛伊德研究人的潜在动机。我也给 G 写了一个大大的字,就是癔症的癔。许多没有器质性心理疾病的人多会起癔症反应。有时患上心理疾病就是他们对现实不满的一种反抗表现。他们不是故意这样做的,但潜在的动机却是希望一切变得更好一些。用生病来逃避让其痛苦的局面,其实是在提示,你们得为他做些什么,现实得为他妥协。不然他就会生病,这不是他的主观意识,是潜意识的。

癔症(hysteria)又称歇斯底里,是由明显精神因素、暗示或自我暗示所导致的精神障碍。临床症状的共同特点是没有器质性损害,心理暗示导致功能失调,因此治疗方法也来源于心理暗示。如来访者自己觉得无法走路,而实际上经过医院检查并未有相关的生理性问题。后经心理医生暗示治疗会产生好转,继而健步如飞。

G父: 明白了。那么平时我们怎么和他谈话呢?能和他谈人生、希望和未来吗?

咨询师: 如果你们能不把自己的要求加入对话中,不要让他感觉到他和你们话语中的差距的话,对话是没有太多限制的。说他能做到的,鼓励他去尝试,但更多的是需要倾听他的想法,让他多说,而不是让你们的话充斥他的耳膜。

G母: 我们会多听他的意见。

咨询师: 对,多询问他的意见。愿意跟我一起去做吗?其实你只要跟他在一起的时候,注重孩子的感受,对他表示尊重。因为从小他的自尊就被你们压抑了。现在属于压抑后潜意识的爆发。今天他表现出来的不就是反常行为吗?就是他潜意识这个箩筐装不下了,爆发出来了。每个人都是这样。比如,你也有对夫妻关系感到不满的地方,但你没有选择离婚,说明你装得下。因为你不可能改变世界,你得接受世界,接受所有的挑战。但能不能把G的这个潜意识箩筐变大,我觉得第一步不应该是这样,而是应该让他先宣泄和表达出来,挤掉潜意识中贮存太久的压力。第二步再通过认知调整的手段将他的内心箩筐放大,让他学会"容"。这可能是我针对你孩子心理治疗的大概过程。

在对父母表述这些时,咨询师一方面简要介绍了咨询方案,另一方面让他们认识到孩子有一个内在的实体，有一个内在的精神生命，而这个生命需要得到尊重。父母越尊重孩子的需求，就越要扩充孩子的自我，这样他就会对生活中的很多挫折更有承受力和耐受力。

G 母：现在这个状况，您觉得我孩子的问题到底来自于哪些方面？

咨询师：那我们来看一下可能的来源吧：遗传、家庭关系、父母教养方式、社会关系、环境变迁、经历创伤或突发性事故，这些是可能的原因，可能是其中一个或多个。

G 母：您说的这些都有！只是我不太明白遗传是指什么？

咨询师：就是在你与 G 父亲的两个家族直系血亲中有无类似的抑郁或其他心理障碍者？

G 母：遗传好像没有，但其他问题应该都存在。

其实人类的遗传除了基因，还有我们的关系处理模式的遗传，其实就是模仿。很多模仿是无意识的，特别有趣的是，我们还总会模仿我们反感的东西。比如"内摄机制"，就是把父母美或丑的形象内化到自己心中，在内心形成父母的表象，形成自己很多时候的行动指南，自己也会以幼年时父母令自己反感的行为来应对外界。父母婚姻关系中的相处模式很容易影响孩子未来的婚姻关系就是这个原因。

G 父：所以，我们很希望您能帮忙解决这些问题，今天很早就过来了，我们对他说，心理医生肯定能帮助你，他非常相信这一点，我们说这是最好的老师。

G 母：所以他抱的希望也非常大。按他现在的生活状态，一般是 10 点多才起床。他总是这样浑浑噩噩,不知道是不是药物的影响,好像惰性已经成了他的一个信念支撑,真希望您作为心理专家能解救他,我们真的拜托了。

来访者在来咨询前就对于咨询师有了期待和崇拜,这也是一种积极的暗示。信任咨询师会帮助自己解脱,这无疑是一种动力,同时对于咨访关系的建设是有帮助的。咨询师本身更要配合来访者的这种已经建立好的积极暗示,要将此利用于对来访者的治疗中。这种信任的感觉是非常重要的,并且需要进一步稳固。但是,咨询师要注意区别以下假设:来访者在焦虑和渴望得到帮助时,亦总会把助人者"理想化"(idealization),此时父母认为咨询师是最好的,但实际上并非如此,那么父母如此高地评价咨询师可能既源于自我安抚和自我肯定的需要,也是一种避免让自己失望的激励;同时也可能通过夸大的赞美来确定对咨询师的控制。

咨询师:好的,我会对他进行更多的了解,父母也可以更多了解我作为咨询师的背景和专业论述。

G 母:我问一下,他说他做任何事情,都有一个阴影。这个阴影时时跟着他,所以他做的时候,有时觉得自己做得挺好的,实际上他在用毅力控制。但是这种阴影有时候慢慢积累,于是不安情绪就积累多了。

咨询师:他有很多创伤,我已经作了适当处理。当他在想象中看到火(白光)的时候,我一拍他,他咽下去,接着反馈好了一些。这些快速技术在日后的咨询中也会使用。可以预见,在咨询前期,G 会有一段明显效果期,随着进展,治疗效果会趋于平缓,到第三阶段我相信会更接近我们共同的目标。

其实,荣格理论认为每个人的人格中都有隐藏在潜意识里的黑暗面,这就是阴影。阴影来源非常广,可以是没有消化的外界刺激,也可以是来自于内心的痛苦和自我纠缠。阴影也可以理解为是自己内心的另一个自己。阴影深藏于人的潜意识中,如果一旦成为意识呈现,那么就会面临新的冲突,而难以为外界理解。阴影的长期堆积逐渐形成人格特质。当一个心理有阴影的人日后再次面对相同或相似情境时,就可能因为激活旧时的阴影而产生极度的心灵痛苦,而引发心理失衡。

在与 G 的父母谈话结束后,咨询师又与 G 进行了单独会谈。

咨询师:请坐,前面跟你的父母聊了一下,对他们的观念、行为,包括一些模式进行了一些了解。听你母亲说你对弗洛依德很有研究是吗?那你该知道他把人的所有问题归结为两大情形,要么是生存发展的问题,要么是生育繁衍的问题。我感觉你的父母生存发展做得挺成功的,但在第二项问题上,他们并没有太多的经验,你觉得是这样吗?

G:我觉得应该是。

咨询师:不过你目前的困惑已经触动他们,令他们意识到了问题,他们想努力做好一些事。不过,假如在未来,你能够成为一个父亲,你觉得你是不是会做得更好,凭着你现在所经历的这些感受?

G:我想我会做得更好些,但我还从没想过这样的问题。

咨询师:是的,你可以多想想未来。你有向往过女孩吗?是喜欢漂亮的女孩,还是有知识的女孩?

G:那应该是喜欢有内涵的。

咨询师的对话应该充满着张力,在此,咨询师明显是想把访谈落足在希望的主题上,这也是对抑郁症极为有效的一种认知调整。同时,探究 G 情感压抑的痕迹,揭开其阴影的迷雾,也是 G 这样的抑郁症来访者最需要的引导。

咨询师:你在日本出生并成长,能说说日本女孩和中国女孩的异同吗?

G:虽然有些国与国的差异,但在这方面总体还是差不多的,中国人不太了解日本。

咨询师:但也表现出中国人其实对日本人挺好奇的,不是吗?

G:我知道,日本人对中国人的好奇也一样。其实我倒是可以和你说说,从 1990 年经济危机过后,日本人的想法都变了,特别是年轻一代。日本民族本身就特别压抑,原来在经济方面他们尽情展现了自己的能力,通过不断的勤劳付出来发泄战败后的压抑,当然也就越来越觉得自己了不起了。但是,在经济危机使日本经济停滞和大地震后,发现曾经疯狂的努力又行不通了,努力过后的倒退和苍白让他们更压抑,当然也可能会有更疯狂的事情发生……

咨询师:我前面和你说的是女孩子,但我发现你对日本的了解好像更深一些。

G:我对女孩子没有研究,这方面我很克制,我和你说过的。

咨询师:你对女孩子克制,可以理解为是在克制性欲吗?这方面的克制需要很坚强的毅力,你是怎样产生这样的毅力的呢?

G:我觉得这是危险的!

咨询师:危险的?这代表什么?

G:性和欲!

在孩子的生命早期,父母特别是母亲与男孩的关系没有得到

44

良好的梳理,就会在孩子心中留下强烈罪疚感,G 在观念上无法容纳女性,其实这正是其与母亲关系的投射反映。早年亲子情感的压抑势必衍生青春期后的性压抑。这成了一个颠扑不破的真理。而这样的压抑也势必会向其他方向移转,虽然这种移转可能会得到一时的疏解,但却是不恰当的。就像船底漏了,你去拿塑胶布修补一样,可能可以撑一会,但却不能长期弥补和替代。

咨询师:那你现在有没有朋友呢?

G:也没有。

咨询师:好吧,那我们成为朋友可以吧?

G:可以。

咨询师:好,那我们有空就来探讨一些都感兴趣的话题,包括对人生的理解,我们也可以共同设定一些需要完成的目标,你觉得好吗?

G:目标?需要完成些什么呢?

咨询师:比如是不是要建立你的自我主导权和使你不再害怕。但这两个目标是大目标,我们还要分段形成小目标去实现它们。先不能断药,然后在情绪更好一些时慢慢减药。当然还会有一些目标设置,我们会一起探讨,你觉得怎样?

G:那不错的。

咨询师开始在潜移默化中与 G 再次确定咨询目标,并且告知 G 在我们的咨询中必须遵循的坚持一段时间的用药规则。一些来访者寻找到非药物的治疗模式后,就急于断掉精神药剂的控制,这一方面是因为精神类药物强大的副作用,也因来访者需要用断药来证明自己已经有了质的飞越——摘除了"精神病人"的帽子。但作为非药物的咨询师,一定要提示来访者,药物使用的规则是不能盲目和草率断药,并且强调用药要遵循合格的精神科医师指导。这才是非药物咨询和治疗关系得以持续和稳定的基础。

咨询师:很好。所以我们的咨询得遵循一定的规则和设置。比如每天做些运动,让自己逐渐动起来。我们可以设计一些适合你的运动。

G:明白,这是需要的。前几天我一直躺在床上,感觉并不舒服。

咨询师:这有一个过程。每天可以先跑跑步,出些汗,一天一小时,分上、下午两次。这样随着时间增加。运动可以增加你的神经递质,对你减药甚至未来的断药是有帮助的呢。

G:希望能有这样的效果。

咨询师:另外,在紧急情况下,状态不好,比如又想到自杀,就和我紧急联系,看看我们一起面对会有怎样的改观。

G:当想死的时候,就跟你谈一谈?好啊……

这是咨询师在面对有自杀念头的来访者时要做的重要探讨,因为这些抑郁症来访者自杀的念头时时会在大脑升腾,而在他自杀的念头与可能的行动中间再加上一道防护——与咨询师的对话,这是重要且有效的阻止方式。

咨询师:还有,为了有效达到我们共同设定的目标,我们还得共同做些工作,我要认真思考你的每一个细节,保证能有效地帮助到你,做好你以及你家庭的心理顾问,好不好?当然,你还得在平时没有来访时做些书面作业。这样在下次见面的时候,对你在间隔的时间段有更多的了解,每天都要记录一些自己的想法,当然日记的内容和方式我们还会根据进展进行调整。另外,我们还可以一起阅读一些书籍,并进行探讨。就是这些,完成应该挺容易的,你看好吗?

G:我会硬忍着完成!

咨询师:我能理解你硬忍着的感受,这是你对任务的习惯感受。那我们来全新地面对我们今天最后的话题好吗?来,跟随我的话语想象好吗?

此时,咨询师让 G 放松地躺在沙发上,进行放松引导,以打开 G 表达"硬忍"时身体紧张的状态。

咨询师:……在月光下,你坐在湖边,突然你看到湖面有月的倒影。有画面吗?

G:有。

咨询师:突然,从树上,掉下来一个松果,掉在湖里。然后湖面荡起了一片涟漪,水纹在渐渐扩大,渐渐散开,然后又回归平静……现在是什么感觉?

G:诗意。

咨询师:很好。现在把这个松果和涟漪的关联就想象成我们今天的回家作业与生活的关系,让我们的生活更有些诗意如何?

G:很容易感觉。

咨询师:很好。生活其实就是这样,总会有些松果掉进平静的湖面。我们无法抗争,但可以顺着涟漪去想往,那叫"顺意",慢慢也就会顺心。湖面的涟漪和波纹不正是生命的律动吗?我们过去经历的,现在遇见的,甚至未来无法想象的,其实都是这样。当无法改变时,我们就慢慢去感悟、去顺意、去体验诗意。我的环境依然是我的环境,松果只是我的环境组成部分,我们不会被松果颠覆,松果最终会被我们融入。相互存在,这是一种和谐。

G:不过我就是担心一点,我就怕这些松果有一天把湖给填没了。虽然知道这不大可能。

咨询师:告诉我,你内心想象的关乎于你的湖有多大?

G想了想,用两个手臂在半空中划了一个大大的圈,并说应该很大很大。

咨询师:那么松果呢?

G:应该很小很小。

咨询师:太棒了,你是不会被烦恼填满的,你的湖有足够的容量噢……

G:我相信是这样。

在咨询的最后,咨询师用联想放松技术让G能以舒缓愉悦的心情来结束这次访谈,为建立良好的咨访关系打下基础,同时也让G感受到了他潜在的"容量"及对各种挑战和困难的融化消减能力。

人在关系中成长,而关系中充满着力的较量,哪怕是父母对于幼小的孩子,更多的是支配-服从的关系模式。有些家庭在这种模式中一成不变地发展下去,直至关系的僵化而陷入困局。在与G的访谈中,咨询师已经明显感受到了这些,了解了这个家庭中父母与G的互动相处模式及家庭发展轨迹。

同时,咨询师也感受到G还有一些想表达却无法表达的两难处境,咨询时间是有限的,但留给助人者的思考是无穷的。只有耐心地等待、期盼和倾听,随着咨访关系的逐步加深,这些问题才会逐步呈现。

绝大多数心理问题都是忽视乃至扭曲了自己的内心体验所造成的，当我们过于在乎别人的看法时，我们就丧失了自由，自我的力量也就越来越弱。

第三章　恐惧与自我

2013 年 10 月 17 日，上海的天气有点阴沉。G 和母亲一起来到咨询室里，母亲先和我做了沟通，向我提出最近一段期间，儿子出现恐惧感，希望我能帮助孩子解决这方面的问题。

咨询师：妈妈前面说你有莫名其妙的恐惧感，有吗？

G：以前有过，做梦。梦到的是老师。过去的那些教师说一些批评我的话，我虽然痛苦，但是我逃不出那种地方，最后在梦中，我大声喊，一吼……就醒来了。就是这样！（深深地叹一口气，感觉很痛苦）我天天运动，累的时候，我会突然想到老师说过什么。我过去语文不太好，虽然努力，但成绩还是不好，老师依然责骂和批评我。我觉得非常痛苦。我对老师的辱骂非常反感，无法解脱，又不知道该怎么办！一次次考试，我不得不硬着头皮去考。我觉得这是非常恐惧、痛苦的事。（深深地叹了一口气）

成长过程中，每个人都会被无法预计和掌控的事件冲击、伤害，进而产生恐惧感。未成年的孩子更多地从伤害者的表情、语气和态度,而不是语言中受到恐吓。此时孩子们的语言逻辑分辨力不如情绪感受力发达,而人的情绪感受力是从出生就形成的。所以,如果真心不想伤害一个孩子的话,笑着骂出最难听的话,也胜过怒目圆睁给一颗糖。

G因为从日本辗转中国重新适应环境,这个过程对一个十岁孩子来说是艰难的,需要同时面对全新的同伴、课程设置、语境和观念,这么多压力对任何一个成年人都可能是莫大的挑战和困难,G却没有得到老师的一点宽容,因此开始恐惧直至厌恶学习,陷入了自尊心得不到满足的深渊。这段创伤性经历左右着G的情感和命运,形成了挥之不去的阴影。这些不良刺激带来的情绪和感受,让他更加向往不被管束的自由。如果在过去的那段日子里,G的生活里充满鼓励和支持,或许今天的他就不会这么缺乏勇气去面对现实的世界。

咨询师:(打断的口吻)很好!(对G母亲解释)我们知道老师和他的互动,给了他一定的创伤性印记。当然我们会去想办法处理。除此以外,老师……

G:(打断咨询师)还有……我发现,别人说一句刺激我的话,自己很难像一般人一样,听完就算了。太极的内涵是遇到困难不是对抗而要学会迂回,但我做不到。就像别人想打我,我就直接把胸膛对着他给他打。

咨询师:这像是鲁迅式的直面惨淡的人生。

G:就是这样的感觉。中国人教育上是提倡谦虚的,因此大人从小教育我,要听取父母和其他人的意见。

咨询师:是这样的。

G:前几天,《读者》里有篇文章讲一个年轻的业余钢琴家,他弹得很好,但有人评价他不专业。国外比较坚持"相信自我"的理念,凭借这个很多人开辟了新天地。但是这个钢琴师,在听到别人的负评后,他说,要向那个人拜师。他觉得自己有很多不足需要学习。理性上,我觉得别人的有些意见该听,有些意见不该听。像我,活了二十几年,这种处事方式让我受伤,让我抑郁。我必须改变。我一直也在试着去改变。因为我不试,就一直在黑暗中。

咨询师:是怎样的黑暗?

G:这种黑暗就是我不甘心像鲁迅笔下的阿 Q 似的麻木地活着。我自尊心本身是绝不允许的,接着只能自杀了(深深叹了口气)。所以必须得换个方式,我很需要换个方式,而我也觉得应该是这样。但我也不知道自己该怎么办!有时候硬着头皮去做事,我能试的方法,自己都试过了。

G 的这段对话中的情绪,貌似一个渐渐向下的螺旋楼梯,情绪慢慢跌入一个低谷,但如果重新建构 G 语言中的动机,就能发现一个令人惊喜的态度,那就是"不甘心麻木地活着",这是充满能量的认知。如果把"不甘心"转变为"我应当",那就会形成一个全新的局面,但就是这个转变,在 G 这类抑郁症来访者那里是艰难而反复的。所以,此时咨询师继续用含蓄和间接的方式引导他,提示他给自己注入一些正面和积极的暗示。

咨询师:我想问一下你,今天你来的过程中,在见到我之前,怀着怎样的感受?与第一次有什么不一样吗?

G:应该说有更多的希望吧!

咨询师:很好啊!希望。然后,看到我后是什么感觉?

G:感觉更开心一些,更轻松一些!

咨询师:很好。你对我态度的这种转变自己是怎样解释的呢?

G:我以前也接触过不少心理咨询师,都是我来表达,别人补充,最后是我自己再慢慢找出路。而您会主动说一些话,正像我所希望的,您更能开导我,像是给我开辟了一个新天地。

咨询师:嗯,你感受到了我的主动是吗?你的感受力非常好。其实你对老师的负面记忆是不是因为老师在表达的时候没有给你更好的感受?

G:是。

咨询师:其实回忆起来,我小时候也有过和你类似的经历。因为老师总是告我状,总是把我在学校犯的所谓的错告诉我爸爸,而爸爸就痛揍我,所以就一直挺讨厌老师的。我相信有我们这样遭遇的人在教育体制下应该是普遍的。好像对老师的印象都形成了一种共识。但是,你发现了吗,当人们痛恨一件事情的时候,往往越会发生这样的事。我现在不也是一个老师了吗?这是怎么回事呢?原来痛恨一件东西的时候,有两种方式,一种是逃避,离得远远的,但这绝对不是好办法,于是就有了第二种更聪明的方式,就是超越那个你讨厌或憎恨的事情。比如我做老师就一定要做得更好,超过那些我不喜欢的人。是不是这样?这可以叫做升华吧。

G:啊,这很有道理。

咨询师:有时候吧,我们害怕一个东西是因为它对我有影响力。一个对你没有影响力的东西,你怎么会害怕呢?所以,我们就会在害怕中学习,学习这种影响力和控制力。你不是影响、控制我么?我就要反过来驾驭你。当然我们就得表现得更好,而不是让被我们影响的人害怕我们。这时,突然发现,我曾经积累多年的对老师的恐惧心理完全消失了,所以,我是这样理解直面惨淡的人生的。直面就是为了未来的超越。

G:对。你说的这个话是有道理的,这是经过真正的痛苦后有一定真正高度的人说的话,我是非常认可的。我觉得那些学校的教师,更多扼杀了发挥力和创造力。但是他们毕竟是教师,我还不得不听。到后来蔓延到别人说什么我都害怕了。

"升华"(sublimation)的心理学意义是,因为当事人具有很多被压抑的欲望或者攻击的幻想,所以当事人会通过一些创造性及象征性的活动,来满足被压抑的欲望及释放攻击的幻想。

在这一段中,咨询师通过自我开放,引导 G 做一个自我接纳,在配合权威的时候看到自己背后的动机,从而让他意识到,我们每个人都在不同程度地与环境达成和解,而只不过每个人达成和解的方式不同;让他感觉到自己不仅和他人一样,而且,还能让他欣赏自己趋利避害的能力,甚至用更好的方式,在配合别人的同时,还能活出自己。

咨询师:你前面说你还不得不听,怎么理解这个"不得不"?

G:就是听从啊,配合啊。

咨询师:那如果不配合会怎样呢?

G:(沉思片刻……)不配合的话,不太清楚。

咨询师:咱们举个例子吧!假如是部队里面,长官命令:立正!稍息!向前看!齐步走!跑两个小时!有些士兵却是你让我立正,我就稍息;你要稍息,我就立正。这会怎样?

G:嗯(笑)。这可就不妙了,会被罚的。

咨询师:被惩罚是吧?原来不配合就会被罚。那么如果配合呢,就是避免什么?

G:当然避免被罚啦。

咨询师:那么你的不得不听,看来是为了避免被罚吧。你在选择一个对自己有利的事。所以并不只是简单的被动和服从而已。其实也是在做对自己有利的事。所以我们是不是可以以此类推,有人说上学不舒服,但为什么还要勉强去上呢,原因或许是因为不上学会更糟糕,所以上学其实是一件对自己更有利的事情。那么上学后,你可以不听老师的话,但问题是不听话会更糟糕,所以选择了对自己更有益的事情,就是听从老师的指引。我们总是把对自己有益的事看不太清楚,而总是看到负面和被动的一面。所以以后记住这个规律,趋利避害是人的一种本能,人都会选择当下对自己最有益的方向行动,而痛苦仅是来源于对自己的选择不满意却又无奈的冲突而已。你怎么理解我的这段描述呢?

G:我明白了,你是让我看到被动下的主动,不好的事后面往往有好事,是吗?

咨询师:呵呵,你总结得相当棒啊。

G:我还有一个问题。假如我画画的时候,觉得用这个颜色没什么不好,但老师却认为不行,这时我该怎么选择?

咨询师:那么你自己知道该怎么选择,有这样选或那样选的理由吗?如果不被别人牵着走,首先自己得对自己的选择赋予更多有力量的意义。这就叫作"主见"。而要主导自己的命运,就得有更多能支撑住说服力的主见。如果没有这些,那就容易陷入迷茫和被动。

G:对,对,对!完全正确。

咨询师:当我们脱离了这种规则化的桎梏和制约,摆脱别人引导的时候,当自己的命运重新掌握在自己手上之际,你却无法驾驭这个命运了。

G:完全对。

咨询师:好!那么就从发展的角度来看。一个人从小开始依赖别人,在依赖的过程中,别人让你做什么,你就做什么;同时,他的每一步也都是学习。最终当别人的指挥棒交还到自己手上时,用这种方式操控自己。你现在碰到的问题是,当你爸妈控制你的时候,你感觉是痛苦的;老师控制你,你也是痛苦的,因为痛苦了,所以你渐渐对他们的行为一律封杀或否定。但问题紧接着来了,你排斥了他们的控制,也把他们带给你的经验和方法排除在外。最终,当你自己发展到该自己掌握命运的时候,突然发现方法不够用了,每一步都感觉不够用,于是又开始迟疑和迷惘了。

G:是这样的。(沉思)

咨询师:所以今天到这里来,约好了 1 点钟来,你发现又进入了另外一个被控制下的不自由(笑)。但你按照这种标准去做的同时,总得有一个做的理由吧。是什么呢?

G:我得来治疗心理困惑,得到你的帮助,让自己变得更好。

咨询师:看来你认同这样的被控制是吗?其实你发现何止是你,你不觉得我也在被你控制吗?这个时间规则是我们共同要遵守的,你来我也得来。同样,老师给学生布置的所有的规则,貌似是对学生的控制,但也是对自己的,布置的作业毕竟也是自己一件件批阅的,学生只需要做自己的一份,老师却要同时批阅全部学生的,一个学生被几个老师控制了,但一个老师却被更多的学生控制着。类似的情况你也会推理了吧。比如员工和领导等。

G:嗯,领导管理员工,总是觉得员工被领导控制了,其实领导要管理有效,当然也是全身心地处于员工的"控制"中了。这点我能体会,我父亲开公司就特别忙,我深切觉得他被事业"绑架"了。谢谢老师,关于控制的问题,我搞明白了。

咨询师:当然了,控制与被控制也分有效和无效,以及效果大小的问题。任何互动过程只有产生更多的美感和快乐才能刺激人们更多有效的行为。我有一个说法就是"让你做一件事,一定让你快乐"。因为不快乐,你是做不好的。如果你不想让一个人做一件事,你就让他不快乐。我们把这种事情称为惩罚。而你想让他做好一件事情,就要有奖励。

G:我的不快乐可能就是因为这个吧。曾经控制我的人没有让我感受到更多的快乐,控制本身没有问题,看来是他们控制的方法出问题了。

咨询师:我太欣赏你的悟性了。

人们在被控制中学习自我控制的方法,之后再去掌控自我并等待控制他人的机会,这种法则在人类乃至动物界生生不息。有效的控制是建立在科学和合理的基础上的,评价的依据只是被控制方的体验和感受。这是任何控制者都需要注意的。而咨询师用这一段关于控制论的辩证话题,帮助 G 调整了关于他对老师的教育方式存在的认知偏差。

咨询师给 G 一些对他认知有帮助的心理测试,以帮助挖掘他的核心认知和理念,经过测试,结果反映 G 是一个非常期望独立的人。

咨询师:你内心有一个独立的愿望。

G:是,但我经常不知道怎样的想法才是正确的。

咨询师:看来你得设立一个正确的标准,但标准是什么呢?

G:是,我之所以信基督教那么深,就是因为我希望它能给我一个指路灯和标准,后来发现这行不通。他人的意见我不听,但有时又想听一听,因为别人的意见有时还能使我从迷茫中解脱出来,但听了之后,反而又有新的矛盾了,好像总是不符合我的想法。这种有时想听又不想听的状态让我非常矛盾。

咨询师:我理解,你像在求知的过程中害怕被知识之海淹没一样,你是带着对抗的心态去接受新事物的吗?

G:你比喻得太准确了。

咨询师:嗯,那我们就拿《圣经》来说。你看到其中有许多耶稣的故事,那你有没有从他身上找到共同点呢?

G:我还真没找到共同点。

咨询师:那么,耶稣做过的事情,你虽然之前没有做过,甚至闻所未闻,但是,你对他的言行是什么态度呢?

G:当然很好了,比如帮助、拯救他人和牺牲自己等,很高尚、很伟大。

咨询师:你评价的这种高尚和伟大与你的标准之间能建立关系吗?

G:当然,我也希望能这样。

咨询师:那么如果把耶稣作为行动指南,这是否也是一种标准?如果能坚持去做而不迷惘,是不是也可以理解为一种独立呢?

G:没错。但是,我又觉得行不通,不是否定《圣经》里的故事,而是我很难做到,或者根本做不到,太遥远了,我就有了很大的压力。标准和独立都是有压力的。

在咨询中,引导来访者朝向他感兴趣的人或事中去寻找故事情节,让其体验到从"他能"到"我也能"的转变,其中充斥的是人类

57

天生具有的模仿榜样的能力,在专业心理学的概念中就是"与幻想认同",指的就是来访者行事就像他幻想成为的英雄(偶像)一样。咨询师想利用这人人皆有的潜力,通过与 G 的逻辑探究,希望逐渐形成他对独立信念和实现其他理想的自信。但 G 的根本问题却是在他强大的超我(道德)感和弱小的自我感之间的冲突。要达成他心目中的"独立"和"目标",仅通过激励性的引导是不够的,他需要在人际间重拾早已失去的自我感。

咨询师:是的,我能感受到你的压力,让我们一起寻找这压力所在吧。如果我们在《圣经》中寻找这些故事,就会发现所有的故事都发生在人与人之间,是一个不断接触和对话的过程。脱离这些,就没有独立和标准的实践平台,你就会失去瞬间的感悟。你觉得呢?

G:我认同,也知道是需要接触人,而且是更多人。但因为我本身就没方向,与别人的接触对我来说,只是感觉到人和人之间有一种无形的力量,这是一种浑浊的难以驾驭的力量。我保持不了自身。一旦产生了矛盾和痛苦,我都不知道自己是谁了,我会迷失的!

咨询师:那看来我们得面对这个问题,如果做到更独立更自信,是不是会更好些? 你有过在与人交往中更自信、更独立的时刻吗?

G:小时候有过,得奖的时候,在日本也有一些好朋友,和他们在一起会更好一些;也帮助过别人,帮助别人时也会更自信一些。

咨询师:怎样的帮助呢?

G:给乞讨者钱,在精神卫生中心帮助其他抑郁症病人,反正做过一些事吧。

咨询师：你很善良，我感觉到你的行为已经符合《圣经》的精神了。耶稣就是在你最需要的时候，他在你身边。耶稣好像没有自己似的，你需要他就在！但这只有自我强大的人才能做得到，因为人选择做一件事的时候，一定是觉得自己正确才去做的，如果他的选择和社会的认可同步的话，那么这种个人的选择不就是一种独立和标准的实现吗？你做得真不错啊！

G：好像是这样的。

本次咨询进入这个环节像是达到了一个高度，咨询师将 G 带入了他的内心深处，替他表达出内心的困惑，并把困惑进行分解，把 G 助人的一面和他的迷失进行解离，并引领他发现自我的强大一面，这是振作来访者并恢复其自我心理机能的重要技术。但不能就此罢手，还得去挑战并激发他看到自我不足的一面。

咨询师：你回答得好像不太肯定哦，是不是你还纠结在一个不自信的小我状态中呢？

G：我能怎么办呢？这就是我迷惘的地方啊。

咨询师：希望摆脱这种迷惘，就得努力寻找出路。但找出路的同时，你能不能也寻找自己？

G：是。我怕找不到自己，所以我害怕迷惘。就像进入一个迷宫，我现在就在迷宫当中，突然发现迷路了，就站着不动了。随便外面怎么动，反正我不动了。怎么做都可能是错。

咨询师：所以你就抑郁了。

G 道出了他抑郁症的另一个成因，除了不良的家庭关系及成长受挫外，他还以不动、不说、不做来保护自己不再犯错、不再迷惘，但这种局面只会让他更加陷入迷惘和无助感中。抑郁症的治疗提倡"身体力行",即用身体去体验,并着力于行动。我提倡"抑郁症需要动一动,焦虑症需要松一松"的治疗理念。所以咨询师如何让 G 动起来,下面是一些技术使用。

咨询师:(笑)我说,你得动。现在轮到你动了,来,你站起来。然后,走,不停地绕,就是在这么大的地方绕圈。开始闭上眼睛,我引导你来绕圈。绕圈,你迷惘着,你迷路了!不停地绕圈,别停。绕圈。绕圈的时候,不要忘记同时寻找出路,而我现在让你放弃找出路。你在找出路的前提是,你在迷路中不停地找自己。首先,你来解释下你自己,是个怎样的人?我来提示一下,你是个绕圈的人,对吧?你是个迷路的人,对吧?

G:是。

咨询师:还有呢?继续,别停。

G:无助的。

咨询师:还有呢?

G:孤单的。

咨询师:还有呢?

G:心怀恐惧的。

咨询师:还有呢?

G:不安的。

咨询师:继续。

G:想要解脱的。

咨询师:很好,非常好,继续。

G:害怕的,容易冲动。

咨询师:很好。还有呢?

G:想停下来。

这种行为治疗模式在心理治疗过程中的使用常会起到非常好的效果,除了让来访者身体里的情绪得到宣泄以外,也把潜意识中的不良感受一并表达出来。其实咨询师现在使用的是一种动态催眠技术。

咨询师:很好,觉得想停下来。但是……不能停,停下来就抑郁了。还没有找到自己,不能停。

G:觉得停下来就会自杀的。

咨询师:很好,继续。你什么时候说你找到了自己,就可以停止。明白了么?你找到自己就能停。好不好?

G:嗯!

咨询师:接下来继续,还有什么你自己没有说到位的?

G:我没找到过去。我走了一生了,不知道自己走到哪里,经历的痛苦,把一路的记忆给模糊了。我不知道我的一生。一生非常短暂,活着的速度非常快。但是我一直没做出来点什么。我"一生"活在纠结当中,就这一个课题,没有解决,从小到大,就这一个课题! 我要了解我的本性,要给出一个符合自己内心的答案。我要是解决了这个课题,那就可以自己的路自己走了。

咨询师:好,现在就解决这个难题好不好? 现在你在走的过程中就寻找这个答案,如果不能确定,就先多做假设。多些假设就会多些可能性,当然也就会更接近正确的答案,这样好不好?

G:嗯。

咨询师:来,先说第一个。

G:别人说了自己的意见之后,我完全服从他的意见。完全接受,奴隶式的。第二种是,我表面听别人的意见,但心里不接受,然后靠别的方式发泄,稀里糊涂过了一生。第三种是我反抗对方,不听别人的意见,同时又很害怕。最后一种,是完全不听,自己走自己的路,让自己发挥出来。

G:更多的是第三种,虽然我不听别人的意见往前走,但还是害怕。想往回走。按自己的方式走的时候,实际上是有一点恐惧。我会往后看,怕失败,彻底的失败。

咨询师:太好了,你精辟地解剖了自己的人性,害怕失败。失败会给你带来什么?继续走。

G:因为本身在惶恐,同时又努力去做,觉得这份责任更重一些。如果失败了,就觉得所有的努力都白费了。我的的确确走着自己的路,然而同时又希望有个靠山的感觉。但是最终发现任何靠山,都不符合自己的要求。《圣经》里,我记得有一句话:"你只要心中怀着情欲看妇女的话,你的心已经泯灭了。"我当时看到这句话,觉得说得太可怕了,但是心里又想去了解它。了解这个过程是怎么样的,结果我又屈服了。潜意识里想去认识正确的想法,想改变。我自己都不知道自己想要干什么。

咨询师:是啊,我能理解你的迷惘,其实我在听你这段话时,也感觉到困惑,你到底想表达什么,可能你自己也不知道是吗?你现在可以停止走动,坐下来。

基督教里的这句话,其原意是关于情欲,认为即使意淫也是错误的,因此,每个人都会犯错,众生是平等的。G在动态催眠中突然把话题不自觉地引向这里,这又让咨询师想到前次咨询里谈到的性压抑的相关话题,而精神分析的理论恰恰表达了,人的恐惧源自羞涩和自责,而其根源又由性压抑所引发。G的迷惘、不知所云、不知所措……种种一切难道都源于此?弗洛伊德被后世屡遭诟病的理论突然在他的案例中得到了印证。

G:(坐下来)我有时候潜意识里有种害怕,我希望和您说得再长一些。我希望您不要觉得烦。

听到 G 这么说,咨询师略微愣了一下。没想到刚刚无意识地看了一眼手表被 G 捕捉到了。咨询师愿意鼓励 G 表达出自己的真实想法,再给他作出澄清。

G:有时候,我觉得这种想法是没意义的。于是我就压抑呀!但是越压抑这种想法越强烈。

咨询师:你前面说的都很好,我这里的设置,就是一个小时。你有很多的话要和我说。我甚至也想和你说到今天凌晨。我们意犹未尽啊!但这是一项很有意思的工作。它有意思的地方在于它的可持续性。因为我们的改变和进步是逐步的,分阶段的。我每次快到时间点的时候就要结束工作,我会做一个提示,看手表也是一种提示。我非常欣赏你能直接表达出来。把你内在所有感受说给我听,你说给我听的时候一方面其实是把很多事情置于解决的方向。而"说出来"本身也是一种解决。至少我的答案说明你担心的"我烦"并非如此。我希望能解释一下,我看表并不是烦你,而是为了把握我们咨询的进度。

G:嗯。

咨询师:还有一点,今天做这个环节的时候,我帮你找到核心认知,你的核心认知是非常需要放下的,出乎我的意料,你的思想其实那么独立。但你自己却没意识到独立的存在,所以你就一直在寻求独立的答案。与我的交谈也是一种寻找的方式。这种探索是很多哲人穷极一生所做的事。比如苏格拉底说的"我是谁?我来自于哪里?我去何方?"这样的思考。你发现你的了不起了么?

你带着这样的迷惑和困惑,走入你的人生。但是,当你把这种思考注入你的生命,在这个思考的过程中,你必须要学习,因为答案在学习中,在经历中,在感受中,这样才会慢慢地越思考越清楚。你现在的困惑或迷惘,只是对现在的路还不够清晰,或者脉络还不够多。所以,你要通过学习,学习如何交流。你觉得你会像耶稣那样,最终找到自己的人生之路么?

G:我想他直到最后才会明白他的人生之路在哪里。

咨询师:很有意思,我很欣赏你的答案。人在最后一刻才会找到自己的人生方向。

G:困惑也是一种道路。

咨询师:没错。困惑也是一条路!一条通往不再困惑的路。我们一起正在寻找着走出困惑的出路。

讲到这里,咨询师看到G渐渐生出信心,"希望"的曙光正慢慢浮现,在单纯"超我"的语境下,往往可以让G感受更为良好。

G:谢谢老师。我以前一直很想从困惑中冲出去。我从没想过,我还会有其他的选择。

咨询师:所以你从来没有进入到困惑之中,你只是在困惑的边缘徘徊而已。因为你从来都还有其他的路可以选,因为你没有踏入深渊。

G:那谁踏入深渊了?

咨询师:你想一想,谁踏入深渊了?万劫不复的是谁呢?《圣经》中万劫不复的是哪些人呢?

G:嗯,玛拿西(以色列王,一生作恶无数——作者注),犯罪的人。

咨询师:你可和他不一样吧。所以,你不在深渊,只是迷惘而已。前面你踱步的时候,我感觉有很多条路把你围绕着,你一直在路口,一条,两条,直到找着自己的路。因为你只有找到自己,才知道该走哪条路。找到一条符合自己的路。对不对?

G:是的。

咨询师:总结下今天咨询的感觉。

G:看清了一些事情。您咨询的模式很特别,能启发我的智慧和思考。所以,我回去以后还要做些思考。当然,最重要的是学习,我会按要求继续学习。

咨询师:你有写日记吗?下次可以带给我看吗?

G:我担心我写的东西别人会笑话,想脱离这种感觉。我今天感觉"这关"过了,还是想做自己想做的事。如您说的,也不要太注重最终的结果。这个过程就已经是个结果了。关于得道,我觉得能找回自我就是得道。

咨询师:很好。我很欣赏你的感悟。

几乎所有人自小就生活在一个"超我"规则和道德的语境中,"希望""勇敢""正义""奉献"等辞藻伴随了人的一生,咨询师看到正是这些词仿佛G的母亲投射在他身上的"火"一般让他"受之有愧"且无力承担,让G在"火"的映照下暴露出自我的弱小和本我的"邪恶"。于是生病和死亡成了两条可行的出路。咨询师看到了这些,如果要把来访者从病态依赖和死亡寄托中引导出来,那只能耐心地让其重新认识那些貌似熟悉的名词,重新建构它们的意义。这样才能激发来访者的心灵感应,以自我的力量来再次审视和评估这些意义,逐渐增加自我的力量,摆脱迷惘,呈现独立,直至健康。

"心理咨询师存在的意义就是为在黑夜里迷路的人们指引方向。如果可以，我愿意做夜空中那颗闪亮的星星，和他一起同行，一起等待太阳升起的时候。"这句煽情的话一定不是职业心理助人者的心声，因为这个职业会让人在压抑和崇高的两个极端中起伏，平静和煽情都只是穿给别人看的外套而已。

第四章　写字的困惑

抑郁症者的大脑像超级灵敏的雷达，聪慧过人，却异常敏感。咨询师需要通过极其耐心细致的倾听，使他把郁结在内心世界的困惑解开。让咨询师欣慰的是，在前次的咨询中，G脸上浮现出久违的欢悦笑容。但在此次咨询前，他的母亲说与G一起在银行时，发现他写字的时候非常紧张，感觉心里很不舒服，担心别人评价他的写字姿势和字体，觉得受了很大的刺激，说自己不想活了。G母希望我帮助解决这个问题。

G母：星期三他又严重犯病，说自己活着没意思，自己的想法总是在痛苦里转不出去。

G：(质疑地看着他母亲) 没你说得严重，而且后来就好一些了，感觉还是有进步了。

咨询师：礼拜四下午就好一点?

G：晚上的时候吧！

G 母：我说咱们已经奋斗到现在了，明天去找老师，让老师分析分析，遇到这个问题怎么战胜它，他心里就稍微稳定一些了。

咨询师：(对 G 母)G 当时出现这样的问题我很理解，因为他第一次来的时候我就让他写过字，他当时的痛苦反应我还有印象。在生活场景出现这样的情况，恰恰证明他的问题是需要一起面对的，也证明他在意的一些事情。这也是我们除了精神科药物治疗外，采用心理咨询模式的意义所在，对吧？所以对他这方面的调整，是我们需要一起去面对的，是吗？

G：对，我也不知道我为什么这么在意写字，但就怕写不好，希望在这方面获得调整。

咨询师：嗯，我能感受到你写字时的紧张，是希望把这件事做好，我想其他人在做一些事情时，也会有类似的反应，比如演讲、表演等。有时候，不是我们没有准备好或没有这样的能力，恰恰是我们需要一个适应的过程。妈妈是怎样的呢？

G 母：嗯，我会紧张。以前我做过教师，你说的情况我也有。

咨询师：妈妈做过教师？那讲课熟练了，应该渐渐就没这样的紧张感了吧。

G 母：不是，以前上讲台的前 5 分钟，也特别容易紧张。(笑)

当我们把自己遇到的问题扩大化时，哪怕是一个临时性问题也有可能成为一个灾难，令人陷入恐慌。而咨询师在此时使用了一般化精神，就是告诉 G 他的问题其实许多人都会有，而且都可以面对和解决，所遇到的问题是发展过程中常见的、暂时性的困难，而不是病态和无法控制的灾难性问题，以此使 G 在面对此类情况时能减少恐惧感，以便更好地接纳自己的困难。

咨询师：那我们一起来探讨一下紧张的话题吧。当我展现给别人的是好的，便不会紧张。就像今天我让你把右手抬起来，你会紧张吗？

G：不会。

咨询师：你不紧张是因为你觉得轻而易举就能做到。但是我让你把脚高高举过头或者做其他匪夷所思不能完成的动作，你是不是会紧张？

G：是的，因为难度太大了。但还有一种情况，即我能做到，但担心做得不够好，在众人面前献丑了。还有可能与做的事根本无关，就是害怕人。

咨询师：你分析得真好，那你呢？是哪一种？

G：应该两种都有些吧。

咨询师：你对自己很了解。正如你所说，你对自己事先有一个预判——担心做得不够好，那你这个字要写好就很难。因为你已经给自己设定了一个"不够好"的框框。或者你表现出的东西会让别人对你有所贬损，这都是你对外的一种预判，并由此产生负面的情绪反应。人们把这种情况称为不自信，其实这种不自信恰恰是因为没有和人建立良好的关系，对人缺乏一种安全感。从根源上来说，应该是你在成长过程中逐渐受到外界的不良刺激所形成的。那些不是你自己造成的问题，却一直会影响着你。那么你现在开始意识到这一点，就可以重新评估一下所面对的"人"。比如你和我之间的相处。

紧张是一种从生理到心理的自主收缩现象，也是人的一种天然自我保护状态，比如热胀冷缩中，便可以把冷缩看成是一种"紧张"。一般在遭遇外界威胁时，动物的大脑皮层发出判断"危险"的信号,然后肾上腺会分泌出肾上腺素以刺激大脑的情绪控制区域——杏仁核,于是产生紧张的情绪指令,紧接着躯体也随之产生"紧张"反应,整个过程瞬间完成。但如果动物的大脑对紧张出现误判,即本不该导致紧张的事物导致了紧张,这可能就是认知失调的结果。于是需要重新调整其对该紧张物的认知态度,并重新建构正确的情绪。

G:正是这样的,因为我从小接触的一些人,他们通常都是站在一个高度上指指点点。既不是赞美,也不是肯定。我觉得对抗没有必要。现在心中有想要被承认的欲望,这种动力很大,可以说比别人的更大。有时候这也是一种机会,我觉得先努力做一些事,同时也花时间对自己负一些责任。最后的成果,则作为一种爱好。我觉得这么做就可以了。别人说的话不一定正确,只代表他的意见。我们不做那些被压迫的人,也不去压迫人。

咨询师:我听到的是,你决定要为自己做一些事,而不是仅仅活在别人的眼光中了。是这样吗?

G:是啊。

咨询师:你已经开始成长了。

人在成长过程中,总会遇到各式各样的人,其实就包括"自以为是,颐指气使"的人,摆脱这些人带来的困扰,就得知道这些人态度下的动机是什么。其实他们和自己一样,都需要得到充分的认同和尊重。把可以给他的给他,然后得到自己能要的。这是人际角色的交互作用。G是一个外表隐忍,内心却充满冲突的孩子,不认可自己的命运是受制于人的,但又无法突破。他的对抗是茫然的,最后都指向自己。所以他还没有呈现自我价值时,自我已经斗争得精疲力竭。从上面的这段话中已经可以感受到 G 开始发生转变了。虽然有些难理解，但咨询师的耳朵就像高速摄像机一般，要把来访者细微的变化一览无遗地捕捉到。G 的认知开始正向，这也是通向心理健康之路的开端，他开始建立自我认知调整能力。

咨询师：这是理性思考下的结果，是不是以后面对同样的人或场景，你也能用这样的理性来面对？

G：能。

咨询师：假如我们试想今天这里结束后，隔壁就有一家银行，你再去办一笔业务，需要当着银行员工的面填表，你现在大脑中先扫描一下这样的场景，看看自己的表现会是怎样的。

G：我觉得会有 65% 的成功率。

咨询师：那已经不错了，其实今天就可以把设想转变成实践，真的这样去做一下好不好？

G：我觉得现在不要用考的方式吧。我愿意坚持这么去做，很快就会变得更好的，没必要用考试的方式。

G 把咨询师的建议当成对他的一种考试，用一个字——"考"——就可以把自己的行为束缚住，这就是我们生命中的"关键词"。每个人都有这些让自己一听到就想回避的词汇，这些词汇带给过自己不快乐的故事。回避它，就成为了一生重复不断的"事业"。但为什么不能变更词汇，比如听到"甜食"这个单词就恶心时，为何不把这个单词用"快乐食物"来替代呢？同样，当 G 在听到实践这个单词时，自然联想到让自己敏感的"考试"。这种不恰当的链接，咨询师是需要捕捉并澄清的。

咨询师：不是考，我说的可是实践哦，从想法到行动的过程。

有时候我们想了很多东西,那只是在大脑里,但是一旦落到现实中它可能就会走形,我们只是把想法化为行动而已。你可以不让任何人参与,但是当一些不错的和积极的想法出现时,你应当勇于用行动去尝试,并考虑是不是借机养成好的习惯。考试是一种有好坏区分的评估,尝试是没有价值评判的,去行动本身就是最好的奖赏。

G:我这两天状态不好,也努力按设定在写些日记,我知道这也是你让我做的一种尝试,把各种状态适当表达出来,虽然当时没有跟你见面,但到你面前时,随时可以与你倾诉。我已经在尝试做一些事了。只是有时还会害怕,我找不到害怕的根源,但知道它存在,可能是做一件事,也可能是一个奇怪的观念。你让我去实践,我就会想到考试,因为你是老师,你提的要求我自然会想到考试,一想到考试,就会联想到自己考不好丢人。好烦的。

咨询师:那我们来试想一下,当你哪天再也不会轻易把实践自动联想为考试时,一般会发生什么情况?

G:那一定是我不再对考试敏感的时候。

咨询师:那如果有一天你身上发生一个奇迹,就是听到考试再也不害怕了,你一定是做了什么。

G:那是自信了,我拥有应对考试的能力了。

咨询师:那你怎么变成有能力的呢?

G:更有信心地去做事了。

咨询师:嗯,我听到了,信心可以让你更有能力是吗?(转向G母)所以这也是我要和妈妈说的,有时候当他发生各种情况时,能否给他更多支持和安慰,让他去面对,而不是逃避。要告诉他,我们得尝试这么去做,一切都会好的,给他这些简单的安抚就可以了。千万不要和他一起急,千万不要说怎么又这样了。其实心理疾病是对自己说的最大的谎言,这个谎言就是你是糟糕的,你是不行的。但是,你不是。你不是自己想象的那么糟糕,而是相反,认真面对了,一定会是更好的。

这里咨询师用正向咨询模式中的假如解决架构及奇迹问句与G交流,将G引向问题解决的可能,并以此调动其思维从负面的局限中摆脱出来,看到自己成长的希望。在首次咨询时,咨询师已经和G的父母强调了他们在家中的角色情况,他们也是孩子的心理医生。在平时,用正确的方式处理G面临的问题,将会很大地推动问题的改善。问题不仅是G的,也是父母的,因此,在咨询师的工具箱中,也会随时给家长灌输一些正确的理念。

G:(沉默片刻)我还是会纠结所谓的"标准"模式,就像是我必须得这样。当我一旦在意自己的姿势时,就会觉得自己写的字不太好。但是我也会一直安慰自己,这样也是正常的,我也能写好字,但是有时会觉得有些纠结。

咨询师:你刚才说的姿势,是说写字的姿势吗?

G:不是姿势,是握笔的方式,我会很用力地握(G拿起笔做了一个握笔的动作)。

咨询师:哦,你看你的力用在手上,这样用力是因为你希望努力控制住你的笔吧。我知道一个故事,是关于大书法家王羲之小时候练字的故事。他爸爸时不时总是站在他后面,冷不丁地去抽他的笔,刚开始笔抽出来了,说明王羲之没有用力握笔,那样写出的字也是浮而乏力的。经过调整后,王羲之父亲就再也没有把笔抽出来过,此时王羲之的字就又上了一个新台阶。中国书法有"力透纸背"一说,可能指的就是握笔要有力吧。所以你也在努力控制好自己的用笔,说明你这样是正确的,不是吗?

G:但我还是写不好字。

咨询师:如果姿势没错,字却还没让自己太满意,这意味着什么?

G:当然是练得少了。

咨询师:嗯,看来你找到原因了。写字和所有的技能型事务一样,多花些精力去练习总会越来越好的。所以你现在要做的不是只要去练就行了吗?不满意就练字。这样的话,是不是就可以避免你把写不好字的感受通过负面情绪爆发出来,而是通过具体的行为来疏解?

G:嗯,看来是个方法问题。

咨询师:用一些有效行动来替代不良情绪,对自己和他人都会是一种保护。

G:但我还是有问题,我最担心的是,他们会说将来会有什么问题,我怕的就是这个。

G 的刻板无法不给咨询师留下深刻印象,而这正是他的抑郁产生的缘由之一。咨询师的耐心几乎是无人可以企及的,但也几乎只有耐心才是解开类似困惑的途径,当然此外还得有良好的引导技术应用,而技术又是基于对来访者问题的洞悉。人类的刻板特质是怎么形成的,目前还没有太多研究,但从咨询师的经验总结来看,无外乎以下三种情形:其一,是对刻板父母教育的一种内化和认同。其二,是一种模仿和习得。其三,是避免犯错并将不犯错作为了人生第一要义。对 G 来说,以刻板来避免犯错的可能性最大。

咨询师：你怕的是别人对你的评价,包括将来的评价。

G：更多的是将来的评价。

咨询师：我们再回到你在银行的柜台上填票据的场景。你紧张是害怕工作人员对你会有关于将来的评价吗?

G：这倒也不是。

咨询师：那又是什么呢?

G：好像是自己吓住自己了,和工作人员没什么关系。我糊涂了,不知道我在怕什么。

咨询师：这是你现在的想法。非常好的是,你开始质疑你当时的状态了。当你再到类似场景时,你会有怎样的改变呢?

G：有时我画画时,也在担心别人的看法,因为他们都会想我该怎么塑造这幅画,而不是把关注建立在我画的过程中。

咨询师把话题又拉回到本次咨询一开始就探讨的"写字"的主题上,并用面质式的对话触及了 G 的核心认知,使 G 的思维产生了动摇。但就在此时,G 突然又把话题转到其他话题上,并说了一番听不太明白的话。这种转向非常重要,往往是前面的探讨激发了来访者新的话题欲望,而原来的困惑已经不是他最关注的了;或者是来访者已经开始对自己的负面情绪产生自我怀疑后的一种回避手段。心理咨询在面对来访者的困惑时,就像是协助来访者解开捆绑住他心灵囚服的扣子,解开一个自然会解到下一个。当然也有解了一半没有解开的,别急,即使这样,把容易的先解开,可以回过头来再解未解开的,那一定会更容易些。但是会不会出现"浅尝辄止""遇难而退"的状况呢? 其实任何话题都是一种触动,就算达不到"解开扣子"的愿望,也都是"松开扣子"的行动。全部都松一圈,再面对时,解开更是顺理成章。所以咨询师和来访者都需要有这样的耐心和等待。

对这样敏感的来访者,咨询师要和他建立良好的共情关联,就需要让他感觉到和风细雨般的亲切和耐心,而不是生涩的挑战和控制。此时,咨询师需要继续顺着他的话题进行抽丝剥茧般的引导。

咨询师:我看到你非常在意别人的评价,这恰恰说明你注重自己的形象和表现,看看我们可以做些什么。

G 母:他对别人的评价是非常非常重视的,所以原来的太极教练指出他腰有些弯,他就总是这样挺着,轻易不敢弯了,这样很痛苦。

G:也不是说重视评价,就是害怕将来会不好。我现在自由自在地发挥是错误的,天性就是错误的,于是我的未来也会是错误的。

咨询师:你害怕将来不好,那你对现在的评价呢?

G:肯定也是不好的。

咨询师:嗯,因为现在是过去的将来。

G:是的,过去也是不好的,我过去有创伤。成长过程中,我也有过青春期,或者用你们心理学的话说就是反抗期,但是最后还是被父母的教育压下去了,要你听听别人的意见,不能顽固。

咨询师:是的。

G:我觉得每天多一些运动,多多锻炼,增加压力,就是让自己的身体疲惫一点,能让自己心里感觉舒服一点。

咨询师:这是一种转移,但是我们需要面对更多情况,包括你层出不穷的各种想法和困惑。你仿佛有一个过滤系统,把别人的反馈或眼光都过滤成一种负面的评价或威胁。所以与人接触的场景一旦出现,你就会重复体验负面的感受。这算是一种社交恐惧吧。我们需要面对这个问题,你觉得呢?

G:这应该是我的一个问题,而且很明显。

将 G 的问题做适当的定性,帮助 G 从无限的负面联想中找到一条解决之路,也安抚他的情绪。而这只是众多可以解决的问题中的一种而已。针对社交恐惧,用行为疗法的一些模式,如系统脱敏法、暴露疗法及恐惧思维中断法都会起到不错的效果。还得对 G 从其核心认知进行调整,在面对别人的评价时,保持适当的隔离,也应该理性地考证,从而更好地划清人我分界。当然,咨询师更不能放弃探讨 G 早年经历的各种挫折。

咨询师:是的,这样我觉得我们的工作目标会越来越清楚。我想问一下母亲,孩子感觉您在他青春期过程中的教育方法有些问题,您觉得呢?

咨询师在咨询中问到 G 母如何看待 G 早年挫折的问题,G 母表示自己开始意识到过去教育 G 的过程中不对的地方,但她也是从自己父母的教训中获得的经验。这是许多为人父母者唯一的经验出处。咨询师点明她使用自己母亲的教育方法其实是机械的,因为独生子女的教育方式应该跟上时代的节奏,教养策略也应当更新。因此,G 和许多同龄者一样,承受着来自父母的很多不恰当的期待与压力。

咨询师:你有没有和妈妈之间就这个做过一些交流,向妈妈表露你对父母在这方面的压抑的情绪?

G:(看了一眼母亲)主要靠我自己吧。我本身也不大清楚最后如何安抚自己,我现在采取的方式也是一种行为疗法吧! 以前画画的时候,我甚至因为他们说这么画才是正确的,而无法自由自在地画。现在我自己把这个当作爱好,虽然刚开始我自己画的时候还是有些紧张和害怕,但是我觉得画出来之后还是很高兴。弹钢琴也是如此,有时候弹的时候也是非常上火,但是我想把自己快乐和愉悦的感情调出来,这是一种自救吧。这个自救过程中有时候压力大,感觉不想活了。但有时坚持一下,会感觉好一些。

咨询师:投入去做有意义的事就会有改善。还有喜欢的事吗?

G:我以前也喜欢看书,认为看书必须要达到什么程度,必须把中心思想看懂了,必须得有种抱负才行,完全体验不到读书的乐趣。但现在,我觉得乐趣是需要的,在往这方面努力。目前最缺乏的就是直接和实物建立关系的能力,在单纯的关系之间,加载了太多他人的评价、阻挠、认可、要求,感觉窒息难受。

G说他缺乏直接和实物建立关系的能力,其实和许多人一样,他缺乏的不是建立关系的能力,而是无法将希望和好感投注他人的能力。一旦能投注他人以希望和好感,那么面对的将不会再是阻挠而是支持,不是评价而是肯定。

咨询师:(转向母亲)你看儿子刚才说的话非常积极,有感觉到吗?这是正能量的外泄,他有这样的能力,有时会出现起伏,但不需要担心,他总有恢复的时候。当我们掌握更多稳定的方法,他肯定会渐渐好转的。

G:嗯,但我有点怀疑。

咨询师:我可以理解你对自己能好转的怀疑,起伏的状态容易消磨人的意志,但你有没有这样的感觉,自己好的情况越来越多了?

G: 这也是事实。

咨询师: 那是不是意味着，我们在一条正确的轨道上，但我们需要做的是让好的情况更多一点，而负面的情况再少一些，是这样吧？

G: 是这样的，但我知道负面的情绪完全消失也是不可能的。我需要在负面的情况下能很好地控制自己。

咨询师: 好，我们下面就试一下负面情绪的中断技巧好吗？在放松的状态下，让自己想到让你产生害怕的想法，当你想到后，给我一个提示，比如竖一下自己的食指。然后我就会大喊一声"停止"，然后你就呼应，我也大声喊"没意义的想法!"，让自己去想令自己感受良好的事物，这是一个流程。这个流程今天重复几次后，自己在家里也要继续训练，把今天我辅助提示你的"停止"变成自己对自己的提示。

咨询师与 G 进行的负面情绪中断技巧或思维控制法是行为疗法中的一项技术，该项技术主要针对强迫性思维的治疗，是通过外部的一些有效提示来对来访者的无意义思维进行阻断，然后训练他能自主产生阻断提示，并发展为主动控制无意义思维的一项技术。

咨询师:(对母亲)其实你的孩子是非常思辨的，与他交流需要有一些哲学思想才行。他懂得很多东西，非常善于思考。我们用语言交流，但语言有时总抵达不了我们思想的边缘，语言永远达不到思想的高度，甚至有时会词不达意或背道而驰。这就是现实，所以我们最好的方法是感同身受或心有灵犀。人与人之间眉目传情就是这个道理，比如爱很难用语言表达，只有用日积月累的行为来表现。有时候我们明明是爱孩子的,但表达出来,让对方感受到的却完全不一样,竟成了一种伤害。

G母:您说得对极了,为了他我们愿意做一切努力,我们在表达上有太多需要学习和改进的。

G:就是把这种爱当成是一种压力了。

咨询师:(对G)所以,妈妈是没有用语言表达对你的爱,有时在言行上也给了你一些压力。但你是能理解这其实就是一种"爱"是吗?

G:这个我知道。但爱为什么总会让人误解,或总期待我去理解呢?

咨询师:是的,这是孩子对母亲提出的要求。所以父母亲不如直接把心里最想表达的"宝贝,我爱你"直接说出来更好一些,但是这样简单的语言很少有家长能做到。于是很多家长就变相地用"一切都是为了你"来替代"我是爱你的",区别很明显,就是"一切都是为了你"是给孩子增加压力的话语,也可能转变成一种伤害。看来母亲的改变是当下的,把"一切为了孩子",转变成"为了家庭和自己的幸福",这更接近事实是吧。如果想表达"孩子,我很爱你"又无法直接表达时,可以间接表达成"孩子,你让我很幸福"。现在妈妈对着儿子试试好吗?

家庭关系的重塑,通过语言的调整可以起到明显的效果,所以沟通语式和技巧是家庭必修的一门功课,但这却被大多数家庭所忽视。在与G的咨询过程中,咨询师在第一阶段让G的父母更多参与共同咨询,用意就在于让家长更能了解到孩子的深层次思想和"心病"的根源所在,并相应调整相处的模式,为后续治疗打下基础。

咨询师:现在感觉怎样?

G:我现在还不清楚。

咨询师:情感是人成长的精神营养,我们今天所面对的抑郁问题,正是一种情感、情绪障碍。这种问题的产生,恰恰是因为缺乏,所以在现在的治疗过程中,我们之间就需要建立起朋友一样的对话方式,以便相互间可以放松交谈。但是还不够,你还需要更多的朋友和情感,特别是父母间关系的重建,因为这是所有情感的基石。如果你建立好情感抚慰机制,这样你的内在就会强大起来。然后再进入社会,面对各种关系也就一定会水到渠成。

G:嗯,我明白了,父母与我的关系很重要,我不会拒绝面对的。如果情感上让我舒服了,我也就会安全一些。那么我怎么写字或做其他事,也可以放松一些,放松了就会幸福的,表现得就会更好一些,更自信一些。

咨询师:你领悟得很快。

G:但是有人会说你这样做会做得不好,也就是在我心中会产生这样的担心,于是我就得先暂时这么忍着,暂时为了爱把这个压抑下去,为了将来的幸福我先暂时把内心的想法扔掉。我像别人一样,这么改正过来自己就可以幸福了,但是我发现这么做的过程本身就是屈服于他们了。

咨询师让母亲与G做家庭沟通重塑后,G产生这样的想法是一种打破原有模式的正常阻抗。G在治疗早期中会担心自己推动"自己"。他一度认为先舍弃自我,跟随别人就可以获得双赢和平衡,认为像别人说的那样去做就能获得幸福,但往往又害怕实现后,就不再是已经熟悉了的自己,哪怕这个"自己"是给自己带来痛苦的。

咨询师：这就是形式和抽象的关系，你表面与外界达成共识或一致，并不代表内在的认识和想法，是这样吧？你哪怕在行为上屈服于形式，但内在依然保持独立和质疑，是这样吗？

G：你总结得很经典，对的！

咨询师：那只在于你自身把抽象从形式上剥离了，其实它们原本就是整体的。因为形式的表达一定会有一种对应的抽象认识。行为受控于大脑，大脑产生行为动机，才会有行为表现。你得发现自己的这个动机，包括改善的动机，而不是拘泥于原有的刻板抽象。我知道那个抽象陪伴你很久了，但当你的外在形式发生改变时，说明你也已经产生新的抽象认知了。你觉得呢？

G：是的。

咨询师：所以我们改善的过程，可以先从深入到抽象的认知开始，也可以从形式上着手，或者共同开发。只要达到我们的目标就行了，你觉得是这样吧？

G：我现在能理解你今天用的方法了，有从认知上来帮我调整的，也有从行为上帮我克服的。我觉得挺好的。

咨询师：（笑）嗯，最后我和你提一个人，不知你是否知道。中国佛教中有一个活佛叫济公，这个人物很典型，而为什么这个人物会被大加宏扬，其实我觉得就是一种反清规戒律的形象：喝酒吃肉、穿戴不整，哪像个和尚？但凭什么他那种不拘泥于形式的人就能成佛？你是怎么认为的呢？

G：因为他的外表下，有着反抗的动机，而他的这种反抗正是当时环境需要的，内在的抽象还是迎合大众的。所以他被刻画成了一个活佛，成了特定历史环境中的一种大众理想。

咨询师：所以你看到了他的形式和内在抽象的关系，也就是行为和认知的关系。你太棒了。

G：我觉得自己有些结能松开了。

今天的咨询，G给了咨询师和母亲一个惊喜。原本的G在银行办事填写表格时感到了紧张，因为这份内心担忧被别人瞧不起的想法而痛苦不已，甚至想到自杀。而G在这个事件后的自我调整证明了心理咨询的效力，让咨询师和家长都非常欣慰。G的进步在于自信心的提升，以及思维之门的逐渐打开。

G因为握笔带来的紧张感源于害怕别人对自己的负面评价。这种害怕是一种记忆伤害，不是当下的，而是过去创伤和未来担忧的集合体。咨询师脑海里突然想到另一个朋友，他也存在握笔的姿势问题，在小学时代被嘲笑，直到上大学也害怕被别人看到自己写字的样子。后来工作了，电脑使用多了，也获得职业领域的成就，他就再也不在乎握笔这个事情了。那个朋友这方面的创伤因为自我价值感的提升而自动治愈。

学会身体放松,进而让心情放松。在放松的世界里,我们开始觉得身体越来越轻,轻松的感觉带来了无比的愉悦。这种漫步云端的感觉来自我们的身心健康,没有任何心灵困惑的束缚,这才是真正的自由。

第五章　身与心的平衡

习惯于注意自己身体的感觉,时时安抚照顾它,很多疾病就不会因日积月累而产生。在咨询中要授人以渔。接下来,咨询师会教给 G 一种身心的自我调节方法,以帮助他克服紧张和压抑感。

咨询师:今天我会教你一些放松的办法,你每天起床或睡觉的时候都可以做。养生法中有一种功法叫《八段锦》。你学会后,每天除了枯燥乏味的跑步运动,再加一点好玩的东西。养生学提示了身和心是一体的,比如说我们的呼吸,当呼吸急促时,心跳就加快,心跳加快之后大脑神经系统就出现紧张,这种紧张会渗入我们的肌肉组织,所以(做呼吸急促状)你看,这种就会让人出现一种窒息感。所以从传统意义上来说,太极、气功都讲究心法,这个心法是什么？心法就是呼吸法。因为我们的呼吸和心脏是关联在一起的。所以,我们一定要心平,这样才能气和,反过来,气和才能心平。

G:我也学过太极,但是却越学越紧张,越学越糟糕,那教练总要求这批评那,让我很自责。

咨询师:你也有被他称赞的地方吗?或者怎么做他就会表扬你呢?

G:嗯……很少被称赞到,但如果全都按他所说的去做可能会得到肯定吧。但我做不到。

咨询师:我理解了,看看我所说的你能否做到。我先说一下关于呼吸的方式。现在坐好,保持一个平静的心态,全身要放松,肩膀不能抬,两手合掌自然放在腹部。用鼻子开始慢慢吸气,吸气时感觉腹部慢慢鼓起,尽量深长而缓慢地吸气。为了确保吸气时有吸到腹部,可用两手轻按腹部,你会有手被推顶的感觉。屏息两秒,好,下面是呼气了,最大限度地向内收缩腹部,胸部保持不动。这时把气流从嘴里长长地呼出来,呼气的同时不要再吸气了。如果能控制好呼吸的时间就更好了,一般一呼一吸掌握在 15 秒钟左右最好,吸气时控制在 6 秒,呼气时控制在 7 秒。你做得不错,再来一遍完整的好吗?开始……

G 重复了一遍。

咨询师:这是很不错的养生呼吸法,叫腹式呼吸法,你感觉自己做得怎样?

G:很舒服的感觉,方法也很简单,我按你的要求做到了,挺不错的。

咨询师:太好了,你做到了,如果那个太极教练看到你做到了会怎样评价你?

G:我想他会肯定我的。

咨询师在与 G 的咨询中大量使用赞美交谈,包括直接赞美、间接赞美、鼓励自我赞美及振奋性赞美。这本是后现代焦点解决短期心理治疗的常用技术,以快速建立来访者的自尊见长。咨询师在本案例中大量整合各类心理治疗和咨询技术,与 G 共同创造各种改善的机会,鼓励他去尝试和行动。

腹式呼吸调整法可以直接改变呼吸的频率,提升呼吸的深度,进而实现对全身肌肉的放松,心情感觉平静和安宁,提高自我的内省力。这种呼吸法可以让来访者感受到自我觉知的放松和舒畅,而一旦来访者尝到了甜头,在生活中一遇到紧张焦虑的情况,就会不自觉地运用这种方法,这就是助人自助的道理。

咨询师:能和我一起想一想,你与我见面的理由是什么吗?或者我们见面的意义体现在哪?

G:(刚开始有一丝不理解的茫然,沉默片刻……)来看病啊。

咨询师:可能还有,再想想。

G:接受对我的帮助。

咨询师:不够哦。

G:对我有帮助。

咨询师:继续……

G:最终能看好。

咨询师:太棒了,不错;看好后对你和父母的意义呢?

G:那就大啦,都很高兴,我可以做很多事了。

咨询师:父母呢?

G:他们……压力!

G 的这一转折,让咨询师有点措不及防。父母在孩子成长的路上扮演着各种角色,大多数父母还是作为一个"教育继承者"的角色出现,也就是把自己还是孩子的成长过程中接受到的信念再灌输给自己的孩子。不论是正面的或负面的,正向的或反向的(对自己所接受的事物否定式的传达,比如自己经历过暴力,就对自己的孩子完全溺爱等)。

而这些非"定制式"的教养模式,就容易让孩子陷入无所适从的扭曲和压抑境地。而一提到父母,G就条件反射式地出现压力反应,这正是对父母不适合的教养模式的反馈。

同时,当社会奉行独生子女的生育习惯时,父母的期待都在一个孩子身上,这与多子家庭的分散期待截然不同。独生子女会面临更大的挑战,因为父母会更加孤注一掷地对待子女,成与败皆在于此。于是对孩子形成的强压势必也会累积更多矛盾,同时也有矛盾爆发的一刻。

咨询师:你的压力很大,压力带给你的生理反应是什么?

G:心跳加速,紧张。然后就胡思乱想了。

咨询师:紧张和心跳加速我们称为躯体失调,胡思乱想称为意识失调。你现在掌握了用什么方法来解决失调问题吗?

G:用你教的呼吸法。

咨询师:嗯,这是个简单易行的方法,但我们需要经常做,并养成习惯好吗?

身体的反应往往是潜意识的,而最容易了解自己潜意识的,当然就是身体,咨询师向G引导出身体反应和大脑失调的关系,就是让他意识到,通过调节自己的身体,通过这个几十万年积存下来的充满智慧的存在,可以达到放松自己的目的,而一放松,我们自身充满建设性的能量就会出来,更好地活在当下。

　　G:但平时也有不紧张的时候,怎么办?

　　咨询师:那我们就模拟紧张状态啊,比如现在,你不紧张的时候,努力表现出紧张的样子是怎样的?

　　G:嗯?好像挺难的……

　　咨询师:那就是捏紧拳头,全身僵硬,绷紧啊。试一下……你做得非常好。再试一下我前面教你的呼吸法,在吐气时全身开始放松……

　　G:很好,现在比前面更放松了。

　　咨询师:是的,这就是主动紧张——从而克服被动紧张时的无助和恐惧感。这也是感受对比原理。

　　G:嗯,你再引导我一次好吗,我想熟练一些。

　　咨询师:好,把拳头捏紧,很好。当我说紧张的时候,你的手臂伸直,让自己的手臂肌肉越来越紧张,非常紧张……很好,做得非常好。下面我们要用呼吸的方法,慢慢吸,停,再吸,停,再吸,到额头这里,很好,屏住,1-2-3-4-5,当我一拍你的手臂,你的身体一下子放松,明白了吗?

　　G:嗯。

　　咨询师:好,继续,现在非常紧张,非常非常紧张,要把所有力量全集中在你两个拳头上。你经历了这么多年的不开心状态,有很多愤恨的东西,对不对?你想要很多东西都没有得到。你所有的力量都集中在你的拳头上,所有的能量,这么多年,你要打破让你阻碍和停滞的东西,打破它。越来越用力,很有力量,一下子两个拳头像钢筋水泥一样这么厉害。好,现在把所有力量全集中在拳头上,慢慢地吸气,再吸,再吸,再吸,屏住,1-2-3-4-5,完全放松。

咨询师用了一些催眠的方法,通过暗示的方式让 G 产生一种紧张感,最后让他一股脑全部释放,这种一紧一松的"感受对比"让 G 对自己的身体更加敏感,更加有觉知。通过平常的练习让他对情绪更有掌控感。

G:感觉更加放松了,很好。

咨询师:秘诀就是一紧一松。如果要心中宁静,就是要这样做,晚上你会很快进入睡眠状态的。我怕你回去忘了,所以让你重复地做。

G:嗯。

咨询师:非常好,前面我给你做了一些引导,看来你是能做的,而且做得非常不错,我相信这样的治疗模式对你是有效的。今天我给你使用的是放松疗法,这主要是去除你心理上的一些焦虑反应和紧张感。在改变我们的思想和认知时,我们可以先通过行为的改善来引领思想。如果躯体更放松了,思想的包袱也容易随之放松,担心和忧虑也会有所改善。然后我们在这个基础上再进行认知调整,就更顺理成章了。

在这一治疗环节,咨询师引用的是行为主义的 ABC 理论,A 是前提(Antecedent):先决条件或刺激,可以导致后面行为的信号等等。B 是指行为(Behavior):收到前提所刺激的反应行为。C 是结果(Consequence):就是"行为"所产生的"结果",而这个"结果",又会成为下个"行为"的"前提"。如果,这个结果/前提是好的,那么特定的行为就会重复出现。咨询师用行为治疗模式来处理 G 的紧张和焦虑感。

焦虑是一种对未来自己想象中或现实中可能会发生的威胁的一种身心自动反应。在原始社会,人们在野外遇到危险情况时,理性还没来得及分析,反应最快的往往是身体:呼吸急促,注意力集中,植物神经调动起浑身的能量,为现实问题作出战斗或逃离的准备。而通过放松训练,直接从身体下手,转移注意力,对身体的每一处紧张进行解决和安抚,不仅可以缓解焦虑,甚至对身体本身,都是一种滋养。如果我们能对身体保持一份觉知,那么很多疾病都可以避免发生。

咨询师用行为主义的放松训练给予 G 充分的帮助,让他掌握了如何应对紧张和焦虑的技巧,对后续的咨询有良好的基础意义。

咨询师:在你放松的情况下,你现在大脑中自动蹦出来的想法是什么?

G:想到曾经痛苦的经历。

咨询师:你跟我说过你曾在日本和中国生活过。那么这两个国家在你的记忆中,情绪感受一样吗?

G:我觉得日本给我的负面东西更早一些,也更严重一点。比如那时候,我非常害怕出丑。

咨询师:嗯?

G:我害怕我的行为出错,害怕别人瞧不起我。其实,我有时候也会担心您会不会对我有什么……我很害怕别人内心的冷漠,包括对我负面的评价。这种害怕,也可能是因为我确实表现得不太好。即使对方表面上笑哈哈地很客气,但是也许心中怀着恶念,我很害怕这感觉。

在咨询中需要不断鼓励 G 作出正确的决定,才能顺利走完这段治疗之路。我不能忽略 G 的这种害怕别人负面评价的恐惧,这会同时影响我们的咨访关系,因此,趁机澄清可以帮助我们进一步完善咨访关系,让咨询有序进行。

咨询师:你把这种害怕的东西说出来很好。那先看看我们的角色关系吧。能描述一下我们的关系吗?

G:你是我的心理医生,是帮助我的人。我知道我不应该担心你的。

咨询师:先不忙着解释,我们一点点面对。比如,当你面对我的时候,对我的角色还有什么界定。

G:老师!好像你也说过你是"老师",我听你中心的同事也都叫你"老师"。

咨询师:因为"老师"的角色让你害怕是吗?

G:可以说非常害怕吧!

咨询师:能描述一下害怕的理由吗?

G:在日本时,我需要表现得更好,更优秀才能得到老师的表扬,这样才能避免出丑。我是中国人,虽然也有日本小孩和我交朋友,但也有一些对我有反感和防备的。所以我在老师面前特别紧张,老师好像能决定我当时的一切。

咨询师:还有更多的吗?

G:回到中国,我感觉我所在学校的老师,有一些行为非常不正当,对孩子不好,甚至是恶劣。除了严厉外,还有虐待,比如打骂、公开侮辱、告状等。

咨询师:你都经历过是吗?

G:有些是我目睹的,我感到害怕。

咨询师:我听了你所说的这些,我并不陌生,因为我也是从学校一路走过来的。所以我能理解你的感受,这些是真实的。但我也有另外的感觉,感觉学生也挺了不起的。起码可以让一些老师在学生面前表现得那么失态,我相信老师当时一定是非常生气的。学生们把老师弄得生气了。是这样吧?

G:是这样的。

咨询师:所以每一个学生其实都是挺厉害的,只是他们没有看到自己有多厉害而已。你有没有影响到老师的例子呢?

G:嗯,也有的,在日本我只要得到奖状,老师总是非常高兴,给了我很多表扬。在中国时,我记得有一次我经过一个同学的位子时,那个同学的脚伸得有些长,我被绊了一下,我于是就向那同学道歉。但老师看到后,竟然批评我为什么要道歉,好像认为我这种礼貌是种懦弱。可我觉得同学绊我是无意的,也是我走路没有注意,觉得道歉是正确的。但当时我很难过,回去也告诉母亲了。我没有得到安慰。现在想起来,我还是觉得自己是对的,我觉得是老师暴露了自己的无礼。这个例子可以吗?

咨询师:这故事让我很惊讶,我也为你的想法感到欣赏和欣慰。你比那个老师更懂事。正如你所说的,老师虽然批评了你,却暴露了自身的无礼和狭隘。这一切是不是都是你用你的行为在"激发"老师,倒是可以称为"抛玉引砖"了?

G:哈哈,是这样的。

咨询师:那看来以后你都可以这样来理解自己与别人的冲突了,是吗?当你受到别人的挑战时,不代表你的自尊心受到了压制,而是也暴露了对方的弱点和欠缺。但我们看来得避免更多刺激别人的缺点是吧,不然总让别人生气也不好。时间长了,别人反而会害怕你呢。你觉得呢?

G:（笑）看来是的。

咨询师这里使用的是经典的重新建构技巧,从自己对别人的恐惧重新建构成自己也可以对别人造成影响,并进一步思考如何避免自己在别人眼中的恐惧形象。将被动、害怕和无助的感受,自然地转变成主动掌控局面的良好态势。心理健康的标准之一就是"控制感",同样,不健康的人容易有失控感,所有的负面情绪或多或少都与失控感相关。咨询师注意到 G 对老师有着强烈的害怕情绪,这种情绪其实隐含着一种同样强烈的渴望,一种表现的渴望和认同期待。所以,咨询师把 G 的害怕情绪与内在渴望作了美妙的联系,并使用了"抛玉引砖"这一充满引导性的词语。

咨询师:当然,回过头来还是说说我们吧,你也同样可以使用这样的思维模式。形式上好像我是你的心理咨询师,你是来访者。但我真的被影响,你说的一句话让我得思考半天。同时,我还非常感谢你能够给我这么一个机会。其实你可以选择任何一个咨询师对不对? 但是,你选择了我,我觉得很感恩于你。我们的关系更像是一种合作。我们在这个工作中会有很多交流,包括很多互动,比如今天教你放松方法,包括以后还会有一些方法共同交流和运用。我们咨询中的一些话题在咨询后都需要反复思考。这样,我们的咨询才会有效。

G:是的。

咨询师:现在你能说说与我对话的感受吗?

G:觉得你很坦诚和有效,我现在心情也放松多了。

咨询师:太棒了,你的改善出人意料地快。我们再看看你现在除了 8 个小时睡觉,一些必须做的事以外,还有 12 个小时,这些时间中,最起码还有一半的时间可以做些自己想做的事情。你能和我说说你现在一天的时间安排吗?

G:有时会看看书,画画和思考,也会出去走走,但这些都不固定。心情不好时,也会打游戏,现在打游戏的时间还是比较多的,睡觉也比较多。我希望有些规律的生活。

咨询师:我会和你一起建立一个有质量的生活状态好吗?

G:很期待。

咨询师:每天的时间不是今天想一出,明天想一出,而是需要一个目标,就跟我们的咨询目标一样的,定下一个目标然后朝着这个目标走。这样才会有收获。我们得避免自己一事无成,所以找一件能固定的事先做做,随便做一件事。

G:行的!

咨询师:(笑)你如果觉得行的话,你能告诉我,你这么快答应我,是不是心里已经有了生活目标和愿景了?

G:怎么说呢,因为我热爱历史,家里历史书籍相当多。

咨询师:历史?你特别喜欢历史是吧?

G:历史中有许多让我思考的东西,同时历史是发生过的事情,所以也显得更真实。起码比现实更容易让我心情好些。在现实中,有一些是令我烦恼的。

咨询师:我理解,现实中还有哪些是让你烦恼的呢?

G:最近发生的李某某的案子,这些事让我感觉有些恼火。

咨询师:恼火的理由是?

G:李某某犯了这样的错,做妈妈的怎么还这样努力想为他开脱罪行呢?这令我恼火。

G因为道德和正义而对李某某的母亲义愤填膺,站在咨询的角度,咨询师无法直接让他去原谅和包容,而是需要让他看到同一事件中的不同视角。这样,在 G 的咨询中,他对于自己父母亲的看法才可能出现新的转机。

咨询师:你想一想,我只告诉你一个镜头,当李某某被宣判 10 年牢狱后,他妈妈走上去紧紧抱了一下自己的孩子,我相信她眼睛里一定是含着泪的,我也相信此时她最想对自己的孩子说的一句话是:妈妈尽力了! 面对这样的镜头,你还觉得这是坏妈妈吗? 李某某的妈妈为儿子所作的这些努力,都是一个"不放弃"的信念,这又是怎样的一个母亲呢? 你觉得从母亲的角度看,她有问题吗?

G:很有力量。

咨询师:对,从母亲的角度她没做错,而我们现在是站在自己的角度批评一个母亲,而不是站在一个母亲的角度,是不是这样?你想想,你生病了,你的父母为你到处找医生。其实他们也在尽着自己的一份责任,他们没有放弃。

G:对。

咨询师:今天如果你犯错了,你的父母会放弃吗? 他们可能为了帮助、拯救你,不惜手段知道么? 是不是这样?

G:是。我同意。我想起罗马时代的竞技场,有很多犯了罪的人和奴隶在那里斗杀。我觉得那些看客的心理和人们批评李某某的心理差不多。

咨询师:看好戏?

G:是血腥。在正义的保护伞下,可以肆无忌惮地发挥自己。

咨询师:我觉得你说得非常好。

G 的理解力和瞬间的悟性在咨询中令咨询师感受良多,心理咨询师除了用技术去寻找来访者问题的突破外,要为重要的是要让他在解除困惑的同时,也重新面对人生、意义、价值,而且要把缚在这些词上的沉重枷锁解除,还给它们一些轻松的意义,使之更容易面对和思考。好的心理咨询师不仅仅是娴熟技术的掌握者,或学富五车的学者,而是一个整合者、思维缜密者,以及善于把细微的观察合理呈现的提问者!

心理治疗师的主要工作是帮助来访者从内心找到原先就已有的矿藏,而不是给予新的资源。心理治疗师无法给予亦给不起。因为来访者不是所谓的弱者,他们都是暂时被困惑干扰的强者。

第六章　父母给的伤

　　今天 G 的母亲单独来约我咨询。她介绍了最近 G 的一些情况,并谈了自己对咨询的期待。在我们交流的过程中,G 打来了电话……

　　G 母:是 G,老师,我能接电话么?
　　咨询师:好,接吧!
　　G 母:(接电话)喂……嗯,你说……我在老师这儿……今天下午来啊!……为啥呀?……现在很害怕……

　　在咨询过程中,尤其是在针对抑郁症的咨询中,来访者会时不时出现动力不足的情况,表现为因为心中的郁结或担忧而缺席咨询。此时无关咨询师保持姿态或架子的问题,而是应该与在咨询室中一样,灵敏地判断来访者出现此现象的原因。G 此时不来咨询,并非咨访关系出了问题,而是他自身出现了力量匮乏,也可以把这种状态称作瓶颈。这时更需要支撑、理解他,甚至宽容他的停滞。一旦突破了,就会更上一层。咨询师的最终目的是帮助他一点点从抑郁中走出来,所以此时应该接过电话,用咨询师的方式来引导、沟通并鼓励他。

咨询师:我来跟他说。

G 母:(电话中)行行,你等一下。

咨询师:(接过电话)喂,你好,我跟你妈妈在谈话呢！我的咨询室房间换了,阳光很充足,你会喜欢这个环境的！嗯,我能理解你。遇到一个让你心里不舒服的人对吧？结果是你自己陷入了自责。好,我们如果换一种方式,比如有时我们表达对一个人的不满,其实是在拯救他,我们是为了帮他改进。同时,我们表达了自己的想法,自己也得到了升华。我们如果拯救了别人,是不是自己的能量就会变大啦？所以我们不要只看到弱小化的自我,也要看到更多的大我,就是自己强大的一面。如果你现在从家里坐地铁到这里来,在这个过程中,你要面对很多人。这些都是一个个鲜活的生命,他们可能会和你之间有很多的互动,这个互动不一定是用语言的,有时候是眼神。而你的眼神中流露出来的坚定、正义和信念,其实也会带给他们一种拯救感。就像我现在正和你通话,你有没有觉得我正在给你力量并影响你？要知道,你也有正能量,你同样可以影响别人。我再告诉你,你能影响我。给了我一种职业的正义感,让我获得了一种意义,一种能帮助到他人的价值。我觉得能帮到你,我的人生也会因此而快乐……我能理解你,我特别能感受你当下的心情,人在弱的时候不想面对这个社会,但是,最好的解决方式就是把自己放在自认为弱的环境当中,然后,我们看一看在这个环境当中是真的弱呢,还是想象出来的弱。如果是想象的,那么通过与现实接触,我们证实了自己不是那么弱。如果是真的弱,我们在这个环境中与它面对面,这也是对弱的一种改善。我给你个建议好吗？如果下午你尝试过来……这是对你的一个很大的挑战,因为你现在有点害怕,在你出去的时候,你一旦有害怕的情况,就马上和我通电话,然后,我就在电话这边守护你,你就拿着电话。我们一边走一边说话,你说好不好？……太好了,谢谢,我相信我们一旦突破了你不敢出门的障碍,你一定会觉得:嗯,你看,我战胜了这个困难,好吗？那我把电话给你妈妈。

G母:好的,等你啊! 十二点半。(挂电话)还是您会说。他说他挺害怕。

咨询师:嗯,害怕。

G母:其实这个时候都是非常害怕的,因为他原来隔几天就会发作一回。

咨询师:是的,那现在他的发作频率有什么变化吗？

G母:发作的频率明显变长,而且他自己能控制了。我也没想到他今天还能再来,太好了。

两个小时之后,G带着他的勇气如约出现在咨询师面前。他把手机紧紧地握在手上,他就是带着这个手机出门的。咨询师与G开始了第六次咨询。

G:应该说现在我都不清楚自己想做什么。

咨询师:所以说？

G:所以说,我每天运动锻炼,想通过这个过程让脑袋清晰一些,不要总沉浸于这种痛苦的境地。

咨询师:那看看我能为你做些什么。有的时候,我们知道不是找不到,而是大脑没有让自己找到;有的时候,人的观念太多了,会稀释掉原有的目标。所以有人说,人在一根筋的时候更能成功,是不是更有道理？

G:是。

咨询师:现在想象一下自己想要的东西,而且觉得这些东西是能得到的。慢点慢点,别急,一定要把它想明白,预备!

G沉默了一会,咨询师感觉到他开始按咨询师的引导在思考。这期间咨询师一直观察着他的表情,当感觉到时间差不多时,咨询师打破了沉默。

咨询师:想没想好?

G:应该是这样,首先,我现在很迷茫。在日本的时候,我想生存于他们的社会,按他们的方式生活,至少有这样一个方向。但是在中国,迷茫……应该说这种迷茫本身也是一种痛苦,痛苦地活着,我一直忍受着。刚开始三年级,因为我降级两年,学业对我构成很大压力,所以我一边机械化地开展学业,一边默默地忍受着学习压力带来的痛苦。到后来升了中学,学业压力更大了。我不能老那么活着,因为这种迷茫本身是一种负面的情绪。这是一种很可怕的事。我告诉自己要有硬拼的精神,但是这个迷茫本身没解决,硬拼了之后,可能刚开始好些,但是过了几天,挺不住了就倒下来。怕迷茫又更迷茫,觉得这个环境非常痛苦,不知道自己该干嘛,该怎么办。一直到现在,我一切都放开了,不去管它,任凭活在一个迷茫的世界里。我现在做什么事都无所谓,我就是想从迷茫的苦海中逃出来。

咨询师:我曾经听过一个故事,说人的一生就像进入一片茫茫的原始森林。有时,我们每天活着只有一个目标,就是让自己继续活着。因为要活着,所以我们得怎么样?要找吃的是吧?找吃的得怎么找? 得工作,得挣钱! 就像在原始森林里面,我们要打猎一样。所以,我们进了原始森林,第一项工作就是要把今天的肚子填饱,那么,填饱了今天的肚子,我们还得考虑明天。于是,我们有了储备的能力。接下来,我们考虑还要吃得更好。我们就有去打更大猎物的愿望,这就是更大的目标。再后来,我们希望和朋友们分享这些成果,这就是更大的目标了。这些不就是人生目标吗!

G:嗯。因为我从日本突然回到中国,感觉很不一样。学业方面,我总觉得适应不了,没融入进去,觉得住在这个地方活得不舒服,不愉快。

咨询师:原本你是在另外一片原始森林——日本,那片原始森林好像猎物更多,是不是啊? 生存得更舒服,是不是? 所以你今天不小心从那片原始森林跑到这片原始森林。你是跟爹妈过来的,那里那么舒服,他们为什么到这里来?

G:因为我姥爷,他去世了。

咨询师:所以呢,这片原始森林有你的家人,有无限的希望和无限的寄托。

G:也不是完全这样的,还有……

咨询师:还有什么?

G:我爸有一些公司在上海,当时我爸……男女关系不太正常,他有时候在外面……

G说自己非常迷茫,所以咨询师一步步引导他通过自由联想找到自己的目标。迷茫是很多青年人会遇到的问题。人生目标的树立的确不简单,所以咨询师用一个小故事来启发他,从小处入手来摆脱迷茫。但是当G谈到从日本来到中国无法适应的时候,却进一步说起父亲曾经的外遇问题。这就是G的母亲总是欲言又止的话题吗？咨询师知道，外遇问题已经从对夫妻关系的腐蚀，蔓延至了亲子关系，乃至整个家庭的格局都在为这个问题而变得岌岌可危。

咨询师：哦，这是个麻烦。

G：所以我曾经说过，我爸有时候是很讨厌的。那时我不得不来中国，因为当时我妈想回中国。爸爸当初在日本公司，因为是中国人，所以被派到上海。他觉得在日本公司里也有矛盾，想自己做些事业，也不放心我妈一个人在日本。所以说我们不得不举家迁过来。

咨询师：哦，我理解。

G：对，所以对我来讲……

咨询师：会是什么感觉？

G：逼迫的感觉。

咨询师：这是他们自己的问题，你觉得呢？

G：但对家庭却是一种灾难！

咨询师：你用的是"灾难"这个词？

G：是的，正因为我从中学开始，学习压力大，迷茫也比较大。我爹妈时常争吵打架。

咨询师：打架？

G：有时候动手，有时候也不动手，就是吵架，所以我觉得非常愚蠢，觉得整个环境要是天天平凡地过还好，现在却整天打！我妈在学习上对我要求高一些，当我做得不好的时候，就把我批评得很厉害。我的感觉是，在这样的双重压力下，我有时候痛苦，心情不太好，有时候不愿意学习，都是硬撑着学习。这么做之后，我觉得很空虚，很累，强迫自己被他们控制，这真的很痛苦。从小时候起已经有一种无力感,就觉得被环境、被他们控制,无法改变现状,也无法作出自己的决定。我觉得自己必须强大才行。但是长大以后,觉得我一个人再怎么强大也改变不了这些,就觉得更无力和痛苦。不知道该怎么办,不知道怎样才能让自己活得更舒服一些。

G几乎是一口气把他所经历的苦闷说了出来,这几乎就是他所有问题的根源了。父母不和、教育不当,在这种状况下,所有的家庭制约都是一种对孩子才智的扼杀。许多父母都不知道孩子是什么。孩子是一张白纸,你用什么色彩和笔触,他就会呈现怎样的图画作品;孩子是一面镜子,你在他面前怎么表现,很快就能从他的表现中折射出自己的影子;孩子也是你的梦,你所有的痛苦、压抑、虚伪和邪恶都会在梦里充分释放,但那当然是噩梦;而如果你有美好的期待、希望和善意,孩子所呈现的梦就是美梦翩翩。孩子在成长早期依赖父母的远远不止是物质财富,精神依赖至少是物质依赖的十倍以上。所以,G这样从不被衣食所烦扰的孩子,却总有那么多常人无法理解的阻碍和痛苦。

G渐渐开始愿意对咨询师开放自己,除了叙述事件,也提及了自己的情绪。他提到了无力感和无法改变周围的痛苦,自己被控制、被环境所牵引而无权作决定,曾经试图去做些什么,却寻找不到方向。当咨询师听到他的这些话时,也即时地表达了自己的情绪。咨询中的倾听就是如此,不仅要理解来访者,更重要的是让来访者感受到自己是被理解、被关怀的。

咨询师:我听了你今天的这个故事之后感觉也很沉重,这不是一个简单的案例,你真的经历了很多的坎坷,家庭的、个人成长的、社会的,方方面面都有。当然还有个人对环境的适应能力,你到现在还没有适应中国。

G:对。

咨询师:但是,好就好在你把这些东西都罗列出来了,而不是让我永远在猜疑。从今天的这件事情上看,我觉得你是一个很有心事的人。我总有一个疑问,难道仅仅是因为父母关系、教育和环境变化的问题就让你变成今天这个样子吗?

G:不是啊!当然,还有我自身的问题,我为什么不够坚强,为什么不能视而不见。我总对生活抱有不满,我时时感觉一切都是空虚的。有时候我常常高兴地回家,回家一看,父母打起来了。这个时候心情一下子沉重起来。就算心情愉快了,也怕后面还有更可怕的事情在等着我呢!我恨自己为什么要看到,看到了为什么又要受他们影响。我想改变,很想改变,必须得改变才能走下去。

咨询师:这个改变是基于什么才能达成的呢?

G:基于不愿意这么痛苦。

咨询师:我们得用更积极一些的词来表达。怎么做才能不那么痛苦呢?

G:长大!再成熟一些!

咨询师:那这些令你不快的事是发生在什么时候?

G:更多是在小时候。

G 改变的意愿出人意料地强烈。当 G 把父母的行为变成自己的过错和责任时,这正是孩子与父母同化的一种标志,在成人之前,孩子在认知上并不能完全分清父母的错与自己错误之间的边界。所以,父母快乐孩子更自豪,反之,孩子就自责。即使在边界完全厘清的成年,我们也时常受制于家人的各种情绪变化。受制的深浅程度与自身的心理修养和心理成熟有着重要关联。在这里,咨询师要引导G区分过去和现在,他受困于过去让他难过受伤的环境,但是他现在已经长大了,不再是那个弱小的孩子,他有足够的能量去应对过去的伤害。

咨询师:你会长大的,而且你已经长大,你还会变得更成熟。

G:是会长大。

咨询师:你的父母随着你的长大也在衰老,最终这些故事会随着他们的日渐衰老而淡去。

G:但我却会经常想到,假如我未来结婚了以后,如果还发生他们这种事情,在这种环境下,我还能不能维持自我,还能不能维持希望,包括活下去的希望。

家庭不良关系的余震波及的范围和影响力是难以估量的,甚至可以影响几代人。G不是心理退行性的来访者,恰恰相反的是,他的心理机制很强大。他受着过去不良经验的牵制,同时也在担心这种牵制对他未来家庭生活的影响。他所有的担心其实都是合理的,哪一个心理正常的人不会这样呢。他需要的就是一种肯定、一股坚持走下去的力量。

咨询师:我们一起面对,需要一些方法,也需要一些耐心。

G:是的。小时候,我在外面玩得高兴了之后回家,就会看到父母打架。我在那种环境里长大。我每次在你这里咨询完,我就会平静和高兴很多。如果在过去,没有咨询师的帮助,我自己又该怎么办?因为以前这种痛苦的环境折磨着我,控制着我。我现在不知道该怎么面对这种环境。

咨询师:我问你两个问题。第一,一个孩子看到父母打架和一个长大了的成人看到老年的父母打架感觉会一样吗?这是第一个问题,你慢慢想;第二个问题,你看到你父母打架和我看到你父母打架感觉会一样吗?

G:不一样。

咨询师:你第二个问题回答得很快,第一个问题呢?

G:也不一样。

咨询师:理由呢?

G:因为我也长大了。我也可以说一些自己的意见,有自己的主见,他们也会尊重我的想法。但是我小的时候不懂事,很害怕。在我心中,一直有个幻想,比如他们瞒着我打架,一生气就离婚了。现在我有时候还会这么想。我要是不按照他们的要求去做,他们会不会就不管我了,就离婚了。我不知道是不是跟你说过,我当初也对他们发过火。我故意把学习成绩弄差了。您说父母不太可能放弃我,但是万一呢? 万一的可能性还是有,所以说我害怕。

咨询师:你怕的是万一,而不会因为万分之九千九百九十九而放心。

G:也不是万分之一,是因为我不清楚像父母这种发疯似的野兽行为,生气之后会干出些什么事情。像这种失去理智的人,我无法理解,因为在我看来,父亲应该更加稳重和谦让。

咨询师:这是你对父亲的理想是吗? 也是对男人的吗?

G:是的。

咨询师:也是对你自己的吗? 因为你是一个标准的小伙子。

G:应该是的。

咨询师:好啊,那我们就拿出更稳重的想法来分析另一个问题,针对你父母的争吵,我看到的和你看到的又有什么不同呢?

G:你是外人,而且也没有太大利益关系。

咨询师：你和他们有利益关系对吧！是什么利益关系？

G：钱方面的或者是爱心方面的。

咨询师：你需要他们的钱和爱心，而他们的打架会导致钱和爱心的缺乏？是这样吗？

G：应该说是爱心。因为我小时候是跟着我妈的，有的时候我怕……

咨询师：你怕什么？你担心父亲还是妈妈？担心什么？

G：反正他们就是为了自己的痛快，也不管别人的想法。他们打架也不顾及我的想法，他们随便就乱发火。

咨询师：发火意味着什么？如果不发火能不能有其他办法？

G：应该可以做得更好，但他们没有这么去做。而我实在太痛苦了。

咨询师：那你担心和痛苦什么？觉得他们会抛弃你？

G：我知道他们不会抛弃我，但我还是担心……

咨询师：现在已经长大了，这种担心还在吗？

G：现在没有了。希望过去遗留的担心也越来越少。

弗洛伊德被后代诸多心理大师诟病其理论无实验数据验证，是拍脑袋想出来的学问。其实以咨询师累积的个案经历来说，弗氏的理论多有精辟见解和先见之明。其中，"一个人的心理障碍多源于他在童年时期所遭受的精神创伤"已然是一个不可否认的真理。这句话在 G 的案例中也得到印证。

咨询师：我一定会帮你，但你可能需要接受一个规律，在成长的路上，我们会有思考，这些思考可能会重新让自己接受痛苦的洗礼，也会让自己退缩。但你要面对而不是逃避，好不好？

G：可以,但是我不知道这种前进的方式对不对。以前,我也盲目前进过。

咨询师：你觉得人在茫茫的原始森林中哪里是正确的方向?

G：不知道。

咨询师：我知道吗?

G：也不知道。

G回答了"也不知道"。这个"不知道"更加证明了,他已经对咨询师更加信任了,已经成为了和他共同走进这片茫茫原始森林的同伴、协作者。这世界上最好的救世主,其实是我们自己的接纳,对自己的接纳就可以救赎自己,对他人的接纳就可以救赎世界。合作与沟通是心理咨询无上的境界,是胜过药物百倍的良药。咨询师无法替来访者作决定,也无法替代求助者应对人生中的种种问题。但陪伴和引领最终可以激发出的是来访者自身的强大潜能。自我救赎意愿下的行动力,才是"正力",是走出迷茫的起点。

咨询师：我也不知道。你说的没错,你进入这片原始森林是没有目标的,而我们的目标是每天都活下来,这是目标,对不对? 前进! 站起来! 这就是片茫茫的原始森林。来,这就是方向。(接下来,咨询师指出了不同的方向给G,模拟在迷路中寻找方向。)你觉得这是对,还是错? 你都不知道对不对? 我只是想告诉你,有一个是对的,就是你找到一个方向就往前走,明白了吧?

G：我就怕走了又转回来了。

咨询师：我们一条线走到底好不好? 什么叫打弯? 你走直线就不会打弯,什么时候你开始莫名其妙走曲线呢? 咱们就走直线,往东就是往东,往东走到底就会出来的对不对? 往西就是往西。

G:你说得对,但是茫茫森林当中,方向搞不清楚。

咨询师:不要去想方向,我也不知道哪个方向是对的,只知道你朝着一条路走不要走弯就行,只要坚持下去你就能赢。

G:也希望一直走下去。

咨询师:我在你的这条路上,我不离开总可以了吧!我总是在这儿吧?

G:嗯。至少我还活着,至少我走过的时候,身体还能强壮一些,只能这么想了。

咨询师:你这么想是对的,你强壮了,你活着。你在每次跟我探讨的时候都能有一点收获,多一点释怀。然后前进两步再稍微停顿、思考一下,再继续走,好不好?

G:好的。

家庭是社会构成的最小单位,但却是诸多社会重大事件的发源地,只要是人间喜乐福祸,都与家庭有关,而这些事件都与人的心理活动有关。这就解释了为什么家庭会承载如此大的社会责任乃至历史责任。家庭是人类的第一个学校。好坏善恶在一个人成长的早年就会渗透进人的心灵深处。在人类成长过程中,当他无故接受强加给他的伤害时,他就会努力抗争,直至不断将自身消耗。G就是这样的男孩。他将自己的成长史用与心魔的抗争来谱写,而心魔的根源却在于父母的情感矛盾。所以至亲不善会逼人疯狂,从而引发家庭和心理问题!

感性是水,理性是堤。感性之水有上下两股水流,明流是情绪,暗流是情感。如果没有理性河堤的制约和引导,感性的洪流就会泛滥形成灾害。人之所以超越万物进化为人,不是因为情感的丰富,而是因为理性的光芒。理性就是,知道自己感性生成的动机及真实的需求,并将感性引向正念之流。

第七章　爸,和我聊天

原生家庭对于一个人的影响非常之大,其影响远比我们觉察到的要广。弗洛伊德曾说:"我想不出比获得父亲的保护更强烈的儿童需要。"而人类又天生具有"弑父情结",从一出生,他就注定要和父亲展开斗争,以摆脱被统治、被支配的地位,争取独立自由的权利,进而掌握家庭的主导权和社会的主动权。所以,咨询师与G所探讨的关于父亲的关系,就显得极其重要。

咨询师:我发现你最近的状态明显好转。

G:我昨天还挺好的。今天起来时不是那么好。这段时间,我明白了一些事情,也觉得不是那么可怕,就算心情不好,也不至于把人整死。

咨询师:嗯。

G的心情感觉好了一些,咨询师在为他感到高兴的同时也很明白,这种好在目前来说,还无法保证能持续下去。所以咨询师要以一种幽默的方式告诉G,抑郁的他会时好时不好,既对自己的好抱有乐观的态度,也不要因为这之后的反弹而感到泄气。

咨询师:你的这个病魔还蛮有意思,很淘气,不是让你一直持续不好,而是起起伏伏,像个跳跃的皮球,让你难以捕捉是吧?

G:对的。因为我从小就胆子小。有时候面对一些自己没经历过的事情,我就会因害怕而退缩。而这个退缩,往往只能默默地承受,因为家里管教得严,一直听着父母的话,说学习就学习,说干什么就干什么,逆来顺受。我一直过着这种表面平静的生活。当我也想做一些事情的时候,一遇到害怕,就马上退回来。有一段时间,我姥爷去世之后,我也想做点有意义的事情,但是中途就是觉得害怕,又想缩回去。

咨询师:嗯,你说过你的这种情况。

G:缩回去之后,心里很不舒服。我感觉正确的方法是,现在就这样往前走,一直走下去,不停下来就可以了。

咨询师:确定?

G:已经确定了。哪怕就是坐牢,也不至于把人整死吧!

咨询师:太好了。为你这个想法感到高兴。

G:反正这就是人生吧! 无论躺着还是站着,该发生的都会发生。

接着,咨询师在与G的讨论中发现,遇到日常生活中的紧张事件,G还不能灵活运用呼吸放松的方法。因此咨询师带领G再次体会呼吸和放松,这个过程需要重复和强化。呼吸放松结束之后,咨询师照例阅读G的情绪自评记录表,发现他某一天的情绪分数忽然变低。

咨询师：2.5分，为什么？

G：因为那天我爸从日本回来了。我不是说不喜欢我爸，只是……他也不是不管我，只是对于我思想或者人格上的困扰，他会说一些鼓励的话，但无法给我适当的安慰。作为男性，我看到他有时候开朗，有时候伤心。虽然有时他想活跃家庭气氛，但是如果让我选择的话，我希望他能像太阳似的，就算不是充满阳光，也要很有思想。我认为有思想的人，做事情就有目标。这是我希望的样子。还有一点，我比较难开口，就是我爸在性方面，怎么说呢……趁我睡觉的时候，我听见他在旁边自慰。这对我的刺激相当大。所以说那个时候，我的心情不太舒服，有隔阂也是因为这样。

咨询师：你前面所说的信息量太大了。你希望你父亲能做得更好一些，是这样吗？

G：我爸应该改变。

人类自古就把太阳象征着充满阳刚之气的父亲，而家庭中，父亲因为具有雄性的本质，拥有传统意义的权威感及保护色彩，应该是带来安全感的，这与母亲所具有的温情是互补的。一阳一阴，一刚一柔，构建起家庭的整体性。G的内心充满对父亲理想化的期望。这也是男孩子自身的成长渴望，他寄希望于从父亲这里获得成为男人的尊严和能力。

关于自慰，在咨询中，咨询师多次与G解释其存在的合理性和必要性，这也是具有普遍性的人类行为。在这个案例中，这次咨询是第一次涉及自慰的话题，并出人意料地从G观察到父亲的自慰行为开始。这在咨询师的从业经历中又是绝无仅有的。婚姻本是用来替代自慰的,而婚后自慰又可以暴露出夫妻性行为的不良现状。更值得研究的是,还是躺在成年孩子的身边进行。其中体现出父亲对孩子成长的缺乏期待。对孩子成长现状的漠视,会让 G 感受到父亲的冷漠和自我。

咨询师:这件事发生在什么时候?

G:十九岁的时候吧。

咨询师:十九岁?什么情况下你们还睡在一起?

G:因为当时我爷爷还在,爷爷担心我。家里是大床两个人睡。

咨询师:当时在哪里?

G:上海,也许不是,我也忘了。做完电击之后,也记不清了。

咨询师:当时你什么感觉。

G:很害怕。

咨询师:你有自慰行为么?

G:有。那时候我对这些感到很害怕。我觉得这是很迷茫的时候才做的。所以,我对爸爸的这方面不认同……但是在这个问题上目前不敢下结论。

现在讨论的问题涉及性,这是一个敏感的话题,对于男女来访者都是如此。咨询师必须以客观的态度跟 G 探讨这个问题,如果无法做到,来访者将更加迷茫。当 G 开始涉及如此隐私的话题,这代表他对咨询师开始打开信任的闸门,压抑已久的洪流汹涌而出。

咨询师:你怎么看你父亲自慰这件事情?

G:反正这也是没办法的。我还是不希望他做,虽然没办法,但还是希望尽量避免。

咨询师:能避免什么?避免你在的时候?

G：这是第一点，还有就是我父母在房事方面，我妈妈还是严谨些。

咨询师：比如说？

G：小的时候，我基本没察觉出他们有什么性行为，或是父亲在外面自己找吧！

咨询师：这是你感觉到的还是有其他获知的途径？

G：都有，但多年观察下来，他们肯定是相当不协调的，我母亲在这方面几乎没兴趣。我一直认为我母亲在性方面是正确的，非常洁净的。

从上段对话中，可以看到 G 对母亲是神圣化的，这种神圣化是建立在非"性"的理念上。他的表述恰恰显示出，在潜意识中他把"纯洁"母亲和"自慰"父亲之间做了隔断。

正如弗洛伊德所说的："对一个男孩来说，他的潜意识中有种对母亲的排他性占有欲，任何人，包括他的父亲，一旦对他构成威胁，他都会产生仇恨。"G 和许多男孩一样，都会在早年对母亲产生强烈的依恋和占有欲，当然就会产生与父亲之间的"争夺战"，这种潜意识会上升为一种不满的观念在日常呈现。弗洛伊德的研究止于人的本能，但本案咨询师更认为这种情况源于母亲给予了孩子更多陪伴和情感接触。男性在外所遭遇的风险和压力后寻求途径宣泄时也会触怒女性，而女性基于生活的现实，一旦选择了隐忍，也容易将这种压抑下去的情绪表达在他们共同的孩子身上。孩子成长后，会对自己早年对母亲的依赖在意识层面予以不屑，这可能是因为他无法逃避父亲的强大影响，这是他跨入社会所需要面对的人，是可以给予其榜样力量的父亲。

许多类似本案家庭结构的男孩，对父母态度的规律往往是，对

113

母亲为"亲密-距离"，对父亲则为"不满-渴望接近"。本案 G 表达的不满是压抑着的"陈年旧债"，但已经显示出他渴望与父亲交流的愿望。

咨询师：今天是谁陪你过来的？

G：爸爸陪过来的，我妈妈回吉林了。

咨询师：那我下面能不能和他单独交流一下？

G：可以是可以，但是我希望老师您考虑好了之后再说，好么？

咨询师：我不是谈这个话题，我是想谈谈他和你妈妈的关系。

G：可以，那我出去了。

咨询师：谈完之后再请你进来。

G：好，可以。

在后面简短的交流时间里，咨询师第一次单独、深入地与 G 的父亲进行沟通，就他的角度谈了与 G 的亲子关系，也提及他因为事业发展和应酬与 G 母产生的矛盾。

咨询师：夫妻关系在孩子的成长中，对孩子会形成很大影响，比如在性关系方面，G 非常保守，同时也非常纠结。

G 父：嗯。

咨询师：他说自己有欲望，但觉得这是错的。

G 父：嗯。

咨询师：不敢去想，这种欲望无法呈现，所以变成了一种有伤害的负能量。

G 父：你说的我完全理解，我当时也知道一些。

咨询师：所以在这方面，他由于你们夫妻之间的这个问题，有了性创伤，觉得性是错误的。因为爸爸犯错了。

G 父:啊？

咨询师:他说最担心的就是回家以后,你们俩翻天覆地地吵,于是觉得痛苦、很无辜。

G 父:嗯。

咨询师:这是他对错误的纠结。我跟你探讨这个话题,是想让你和儿子做个交流。我觉得男人间应该很坦然,他已经是男人了,所以我觉得在性方面,父亲的教育比较重要。

G 父:嗯。

咨询师:早年这个家庭给他带来了创伤,让他活在过去。

G 父:嗯。

咨询师:心理学有个概念,即如果我们经历了创伤,发展可能是停滞的,特别是对孩子来讲,他的生理在发展,但精神却停滞了。

G 父:嗯。

咨询师:你的孩子就是这样,他早年所经历的一些家庭冲突使他的成长过程有所停滞。所以,需要帮助他去解决过去的种种,当然父母亲是我的搭档,我们是一个合作团队,目标很确定,要帮助你的孩子,家庭关系需要先破冰。

G 父:嗯。

与 G 父亲的单独交流,几乎是在他的"嗯"回应下完成的,这类回应表示他没有进入对话角色,或内心有阻抗。咨询师更倾向于前者。父亲的这种隔离式防御,正是希望展现出一个没有过错的父亲形象,但这明显是一厢情愿的。

与 G 父单独交流结束之后,咨询师开始了与 G 和 G 父三人的咨询对话。对于一般心理问题的来访者,很多时候不需要使用家庭治疗的技术,但是对 G 而言则是必要的,因为他很多的症结就来自于家庭。让人欣慰的是,他的父母都非常愿意积极地参与咨询的过程。在第一次面谈时,他们就许诺愿意付出自己的努力让 G 变得更好。他们虽然不算正式的来访者,但是咨询师同样需要倾听他们的需要和见解,需要建立他们与 G 在咨询室内的联结,引导他们去沟通应该交流、却因种种原因没能交流的内容。

咨询师:前面和你父亲聊得很好。他说以前他也有困难,但也都可以突破。那么,你是他的困难吗?

G:那倒不是。

咨询师:你是他的儿子。

G:嗯。

咨询师:那你现在生病是不是他的困难?

G:应该也不算。

咨询师:不是困难。他最终能解决他遇到的困难吗?

G:用他自己的方式就能。

咨询师:好,也就是说他最终能成为一个心想事成的男人。那真是了不起的人。那妈妈是他的困难么?

G:也不是。

咨询师:嗯,很有意思。如果是这样的话,你评价一下父亲,当着他的面。你有没有直接跟爸爸说过"爸爸我觉得你是一个怎样的人"?

G:有时候很有毅力,干什么事情都能冲过去,做什么都能成功。我不管哲学还是宗教,都很愿意了解,如果他能和我谈谈这方面的事情,我觉得就很好。所以,我觉得他在世俗方面很有能力,也做得很好,但是如果能在哲学、心理学方面,更有一些了解的话,我觉得……

咨询师：更好。

G：我更希望是这样的。对心理问题能理解一些。能让人倾诉。

咨询师：就是希望你父亲能参与这些。

G：对对对。

G父：可以，以后你把书拿回来了，你看，我也看。

G：你也可以有自己的见解，我觉得。

G父：嗯。

G：因为我不知道这方面你有啥见解。

G父：（笑）

G：因为我很多时候，跟我妈谈宗教什么的……

G父：嗯。

咨询师：你觉得你听到了什么？

G父：我理解了。因为你跟妈妈在一块儿的时候多一些。但有 候妈妈会问我关于你的一些事情，我就告诉她该怎么做。因为我 天不在家，你妈妈说，我回来之后也不能把坏的情绪带到家里来。平常你有啥想法的时候，也不可能跟我讲。对不对？

G：对。

G父：所以长久以来，我也不知道该说什么了。你现在看过很多我都没看过的书。（G父谈了许多自己的阅读经验……）

咨询师认真地听着 G 和 G 父的对话，同时也在观察两人的反应。这是两人沟通的时机，也是咨询师观察他们沟通模式的时机。此时，咨询师注意到，父亲又在重复他平时的沟通方式，所以咨询师及时打断了他，因为这样的沟通模式忽视了 G 的需要。

咨询师：我打断一下。知道我为什么要打断吗？

G父：你说。

咨询师：我很希望通过我们的治疗，形成一个全新的沟通模式，那就是孩子在说的时候你要知道他需要什么，因为他觉得父亲参与不够。

G父：嗯，像老师那样对吧？

咨询师：是的。我觉得孩子的成长需要你的陪伴。他看的书，可以由你来浅化了再教给他。

G父：嗯，让他理解。

咨询师：其实他的话还有另外一种含义，他在告诉你，"父亲啊你太远离我们了"，他希望通过这样的方式来拉近距离。

G父：嗯。

咨询师：所以，父亲一定要进入这个状态。

G父：现在我理解了。

咨询师：你学社会学的，社会学家认为社会上每天发生这么多事，他们只关注这些事情如何发生，从而预防悲惨事件的发生，对吧？而心理咨询也是在解读个人。G为什么突然说这样的话，你为什么一下子说这么多的话，这都是有原因的。如果我们把每个人的动机和需求迅速掌握了，人就没有矛盾了。你觉得呢？（两人都点头）现在我想问一下，父亲现在很愿意交流了。除了一起学习以外，对父亲还有没有其他要求和建议？

G父：讲出来，你希望爸爸怎么做？

G：嗯……

G父：爸爸我什么都愿意接受。

G：先就这样吧！

咨询师:先这样啊?

G:现在说不出来。

咨询师:好,如果父亲最近不出差,抽时间一个星期最起码交流一次,好吗?

G 父:如果我不出差,我每次都会来。

咨询师:其实我觉得你父亲的参与性很好,也是由于他对你很重视。当然我们今天还有一个关于成人的话题,性的话题。这个话题其实比较敏感,但你也是个大男孩了。其实我觉得孩子需要知道这些话题。就像你和我说的,小时候目睹了爸爸妈妈打架。我觉得这些都是陈年往事了,但对我们的成长会有影响。你有权利去听爸爸的解释,需要么?

G:先等一下啊!

咨询师:还没做好准备么?在听爸爸说之前,你能不能说说家庭对你的影响?愿意把这个告诉爸爸么?

G:其实就是感觉……生活很痛苦,一生有一种巨大的黑影。

咨询师:很好。

G:我本来就比较内向,后来就更厉害,更容易抑郁,跟家庭有很大关系。

咨询师:家庭关系给你造成这样的影响。

G:是。

咨询师:能不能说一下这种影响对你的发展、性格成长方面会造成怎样的结果?包括对异性。

G:可能会导致逆来顺受,胆子非常小。

咨询师:容易恐惧。

G:对,害怕。

咨询师：不愿意和人沟通、交往？

G：对！而且也容易做事极端一些。

咨询师：嗯，会变极端。那么对女性怎么看？

G：基督教的要求严一些。宗教方面有一些约束。

咨询师：这方面是有很大的约束。

G：人活着是有约束的。

咨询师：这就是对你的影响吧？

G：是。

咨询师：你觉得从前是幸福、快乐、轻松的？

G：那倒没有。

咨询师：那是什么？

G：抑郁、压抑的。

咨询师：好，压抑，所以你通过咨询是想解放这种压抑。

G：是的。而且现在也有一些压抑，但我会走出这种压抑。其实我还是想试一下……得病之后，我发现人生只能这样一直走下去，只有这样才能幸福。

咨询师：很好，非常好。我觉得这是一种觉悟性。

G：醒悟了。

咨询师：现在什么心情？把心情告诉爸爸。

G：舒适一些。

咨询师：情绪很重要，每时每刻都要关注自己的情绪。情绪就是你前面谈到的先安静一下，然后发表自己的想法，或者找不到的时候深吸一口气，明白了吗？

G：明白了。

咨询师：好，下一次，我们还要继续这样的对话。

G:好的。

对于 G 来说,过去的、错误的因造成了当下的、陷入痛苦的果; 而当下的果,在未来能成为幸福的因,这就需要在当下重新修正家庭关系,不让创伤愈演愈烈。咨询师认为这对父子需要重新疏通以往错误的沟通模式,从而促成一个良性循环,而这样的改变也是需要不断巩固的。因此,在此后的咨询中,咨询师多次有意识地为 G 和父母建立直接沟通的平台,帮助 G 解开那些过去没解开的心结。

心理治疗师的功能,就在于帮助你重启心门,陪伴你面对伤害,乃至激励你将伤害转变成生命的养分。

第八章　原谅自己

自从上次的咨询后,G 的父亲更加关心儿子的咨询情况了,他想借着这样的机会修补父子之间的关系。咨询师非常乐意看到 G 父在这方面的热忱。本次咨询秉承之前的咨询设置,咨询师先向这对父子了解上次布置的作业,即 G 的情绪自评表和 G 父的观察记录。在听过 G 的自评情况之后,咨询师开始询问 G 父的记录情况。

咨询师:下面我想听听爸爸这两天的情况。我手里拿着 G 的表,你看过吗?

G 父:没有。

咨询师:你愿意把你自己的表展现出来吗?

G 父:(递过自己的记录)我从 4 号开始记的。

咨询师:我们来看看你的记录。(对情绪状态、家庭关系、睡眠等项目的分值进行了分析。)G 能够主动和你说出自己的想法了吗?

G 父:对,我承认这是几天来他最大的亮点。

咨询师：根据评估表，他在思考的时候自控更强了。您说他能表达是最大的亮点，太好了。其实我也感觉到 G 越发自信自己能够改变。

G 相信自己能够开始改变，是抑郁情况的一大转折，因为抑郁的一个典型特征就是无力感和无望感，觉得自己无力改变自己以及周围的人事。而现在他怀有希望了，相信自己能够改变，而且也注意到自己的细微改变。G 开始表达，意味着他开始学会宣泄情绪的方法，也意味着他开始学会利用自己的社会支持。

G 父：这两天，我的想法也改变了。我看到他主动去接触别人。

咨询师：抑郁症是持续地陷入糟糕的状态当中，他有起有伏代表有活力。当然整体上比较平稳了，他的状态在趋向好转。当然，这么短时间就已经有效果了，你发现了吗？真的就如你所说，你感觉自己有希望了，对吧？

当 G 的状态趋向好转时，咨询师需要及时正面鼓励他，让他发现更多的希望。在这种正能量下，他才会坚定不移地信任咨询师的引导，完成作业。在 G 父对自己的儿子作出正面评价后，G 也及时对自己的父亲作出了回应。

G：我爸说的也对。因为人们都是关注孩子的。如果我现在去日本上大学，他肯定会想"这能行吗？"可能时机还没到，但是我也经历了这么多事，发现有些事其实没太大用处。比如看到前面可能有黑暗，就马上做许多准备，其实意义并不大。如果真发生了不幸，也只能过一天算一天。我想当我有这个能力过好第一天，就可以过好第二天。

咨询师：我听到了你语言中有更多"活在当下"的意思，这是一种改善。

G：因为活在当下就可以获得第二天的希望。

咨询师：这句话说得很好。但我从你前面的话里听出事先准备没有意义及发生不幸得过且过的意思，好像是比较负面的思想，并不能代表"活在当下"，你觉得呢？

有人说一个优秀的咨询师得有一个敏感的耳朵，其实这只说到了一半；咨询师要在各种数据中寻找到"关键冲突点"，这就不仅要靠灵敏的耳朵了，而应该成为一个智慧的"心灵捕手"。咨询师及时抓住G"阳光"的幕后依然隐藏着的阴霾。不放过细节，这是心理治疗的核心程序。

咨询师：活在当下其实是将关注点从过去的得失和未来的焦虑转移到当下的具体事务上，让当下充实，既可增加当下的信心，也可掩饰过去的痕迹，更能提升对未来的目标感。所以关注当下会让人变得有希望、有动力。活在当下就是对未来的各种可能进行未雨绸缪的准备，也是对过去不幸的积极调整。是不是？

G：是的，在当下我得有更明确的事情做。

咨询师：太好了，当下这么重要，而咱们明天也总得有计划。你在评估表里写的近期目标是想成为"为自己而活"的人，这句话怎么理解？之前，你为着什么而活呢？

G：我现在已经做到为自己而活了。原来我没有找到自己，全被控制着。

咨询师：那你目前的这个短期目标已经做到了吗？成为一个"为自己而活"的人，怎样与社会产生联系呢？

G：这个话题延伸了。我现在毕竟还是在这里，得到心理的暂时平安。进入社会之后，我也想能把握好自己，使自己明白为自己而活，能确定新的规划，新的方向。

咨询师：你说的是"为自己而活"。如果为家庭而活，就是因为家庭需要我；如果为父母而活，就是父母需要我。我们与社会的关系就是得满足特定他人的某种需要，这也是生存的重要意义，对不对？你说你为自己而活，那你最想得到的是什么？

G：功德。

咨询师：怎么解释呢？

G：希望别人好，自己也活得舒服，希望为别人做些事，但不知道怎么做。

咨询师：了不起，这就是助人，助人就是功德。你想完成自己的功德。你希望帮助谁呢？

G：我觉得首先他们得放松下来，不要太注意我如何如何。

咨询师："他们"是指父母还是谁？

G：父母。

咨询师：所以你希望他们放松下来，是吗？

G：嗯。

咨询师：好，你前面说让父母放松下来，希望他们不要太关注你？

G：是的，太关注了大家都会不舒服。

从"活在当下"到"为自己而活"，从"做功德"到"希望父母放松"，最后在"不要太关注自己"止住。这一圈接龙式的对话中，其实就是层层剥笋式的治疗对话，一步步深入其内在动机。如果把这几个关键词组成一句："你们放松一些，不要太关注我了，让我为自己而活吧；我已经开始学会活在当下，这也是对你们的功德吧"，就能明白他在表达什么了。G的意识开始趋向独立，他从小在控制下成长，也一直在做着"自我冲突和自我否定"式的对抗，对抗的武器就是"抑郁发作"和"自杀"的威胁。如今，他终于从旧有的对抗模式中，找到了一条新的途径，那就是"放松些吧，父母！"

咨询师：你应该先问问他（朝向G父），怎么才能让你放松，很显然不是你想当然地就能"放松下来"的。G，你先问一下爸爸如何才能放松。

G：爸，你说。

G父：其实我心里也很感恩。你很简单，越简单你的生活就越好。我希望你自己能独立，能有好心情。我觉得跟你接触太少了。虽然我们是父子关系，但是两个人都是平等的，因此你的事我不会多管，以后你出国的话，你学会注意安全就好。对你来讲，我不能管太多。你前面说让父母放松，我觉得心里很高兴。你这样做下去就行了，不用担心。

咨询师：爸爸的意思是，你能独立思考，行为自立，他就放松了。

G：对，我现在也这样想。

G父：你不小了，我也是个老人了。这时候如果你能够迅速地与其他人一样自立起来，去闯荡社会、学习、建立新的家庭，这一切都是按照自然规律来的，那我就能舒舒服服过完我想要的人生，这就是最好的。

家庭中孩子为什么恋母，不能只指向母亲的私心和孩子的私欲，而应联系到父亲在家庭中的缺位。G父的一番"合理"表白，其实是更多男性一贯的理念。"所以你的事我也不管……我也不能管太多"的句式,在家庭的语境中并不陌生,而且多数出自男性之口。这些对成熟的 G 来说,因为父亲的"不管",换来的正是独立和自由。

尽管目标还很模糊,而且是一个跳跃性的目标,但也已经渐渐显示出了轮廓。在咨询的进程中,来访者的每一点进步都是咨询师的收获,但是对于抑郁症来访者来说,我们不能急于求成,既要引导来访者,又不能跑在来访者的前面。

咨询师:父亲做了表达。(面对 G)你听后什么感觉呢?

G:我觉得我在往这方面努力。

咨询师:很好,太棒了。

G:必须要这样的。

咨询师:你所说的用功德助人非常好。阳光的人才能够助人,而且你现在正朝着这个方向走。你的目的是让父亲能够真正摆脱现在的困惑。那个困惑就是孩子现在还没有自立,还很依赖,而且跟社会还未完全匹配和融入。但是这个目标对你来说累不累?

G:我希望如果遇到一些问题的时候,父母能开导我,但是我发现父母在这方面给不了,的的确确给不了。遇到这些问题的时候,我觉得肯定得靠他人,所以我一直把最终的解释权让给他人。现在我却想是否可以自己解决呢?

咨询师:非常好。那么你觉得回归社会的形式是怎样的?

G:我觉得没什么形式,只不过已经在这个方向上了。比如再过六个月之后我就没问题了。

咨询师:你会去工作吗?

G:会的。我想先念大学。因为我毕竟成人了,读大学期间我能在社会上做点什么。

咨询师：行，太谢谢了。

G：语言方面我有天赋，比如说简单的翻译等等。我想去日本的大学，比如去教中文，像社交活动似的，都可以慢慢地去做。

咨询师：原来你想参与到这些社会活动中去？

G：有这个方向。

咨询师：做做简单的翻译，很好；然后希望在日本读大学，对吗？

G：是的。

咨询师：计划什么时候去日本读大学？

G：我发觉咨询之后我的转变突飞猛进，今天做完咨询后，想去趟父亲的公司，虽然做不了什么，但也想去待一下。

咨询师：先去适应？

G：不是。没去干过，想到要去努力适应会感到不安。但不安只占35%左右，剩下的勇气占65%，我觉得可以这么一步一步去做。

咨询师：一步一步。

G：这个过程当中也是一种独立。

咨询师：我下面有一件事请你做。我布置一个任务给你——画画。这个任务是很简单的。请你画出你心中的房、树、人，直接画，不作任何设计，想怎么画就怎么画。

咨询师采用了房树人测验来帮助G进行自我分析。房树人测验(Tree-House-Person)，又称屋树人测验，它开始于约翰·巴克(John Buck)的"画树测验"。约翰·巴克于1948年发明此方法，受测者只需在三张白纸上分别画屋、树、人就可以完成测试。而动态的屋、树、人分析学则由罗伯特·C.伯恩（Robert C. Burn）在1970年发明，受测者在同一张纸上画屋、树、人。咨询中，这项技术能深入剖析来访者的心理活动。无论是房、树、人的特征，还是三者之间的相对关系，都代表着深刻的含义。G思索了片刻，马上就凭借他自有的绘画功底画了一幅房树人给咨询师。

咨询师：很好，你先来给我解释下你的画。

G：我原来想把房子画成圆形的，因为圆形没有那些冰冷的棱角，不用把什么都窝在自己心中。这是一个露天宽阔的房子，到处都是人。在这里，大家一起相互交流。

咨询师：没想到，你是一个极其外向的人，这出乎我的意料。你是一个特别想待在人群里、特别想跟人交流的人。这也是你生病的原因。你那么爱人，那么希望交流，但现实却不是这样。

G：是。

咨询师：我们来看看这幅图。这个房子代表着家，你的家庭观念很重，所以这个房子几乎占据了整个画的中心，这是第一点。第二点，这个家通气的地方特别多，所以你是向往沟通的。门口还有一条路，是对外沟通的一条小径，通往社会。最重要的是，这个房子从上到下，从前到后，都是人，围绕在房子周围。这就是你的理想，充满着欢声笑语，有沟通，有交流。你的人画得都很简单，都是符号人，这代表着你对人的想法很简单，没有太复杂的想法。你需要人，而且看待人也是那么简单，你没想到复杂的部分。你从没想到你把人想得太单纯。第三，树是代表事业。你的树跟家比起来比较小，跟人比起来比较少，但是你特地画了两棵树，而且是对称的树。

G：我原本想画朵云，云和树不太密，也不太疏。

咨询师:对,这就是你对事业的看法。你在事业上没有野心,但却是一个讲规则的人。你的画整体来说很对称的,你发现了吗?

G:相对来说。

咨询师:左边和右边差不多的,你发现了吗?这是你的对称性。对称性是什么?就是规则,来自于平衡。你是一个很讲究的人,所有的人际高手都是平衡各方关系的高手,是不是这样?所以在这一点上,我觉得通过这幅画,对你有了更深刻的印象。你自己了解了吗?

G:是。

咨询师:如果是这样的话,我更坚信你的问题根源在哪里了。你的根源就在于对人的复杂性的失望。

G:是的。小的时候我突然发现人是复杂的。当我发现别人是很复杂的以后,我不知道该怎么判断了。

咨询师:明白了。这是一个复杂的社会。我们的单纯可以装在心里,如果拿出这份单纯来参照社会,就会形成落差。你在幼年有那么高深的理解是不可能的。理想与现实互相参照后,你就受挫了。到了中国以后,你还是适应不了这里的环境。我曾经对你妈妈说过,你最根本的问题就是适应不了中国。根源在这里吗?

G:对。

咨访关系是存在于需要帮助的人与能给予这种帮助的人之间的一种独特的人际关系,它的重要性贯穿于咨询始终。在咨访关系中,我们可以窥见来访者日常的人际互动模式,借由咨询中表现的心理感受与关系联结,我们可以帮助来访者从新的视角去看待世界,从咨询室内的改变延伸到咨询室外的改变。所以,咨询师告诉 G 自己是安全的,世界需要接触和了解。

咨询师:这个诊断很重要。你发现了吗？我打破了你原来的格局,第一次来咨询的时候,你很紧张。我跟你聊得怎么样？通过沟通,我成为你走出家门后接触的一个安全的人。我对你是安全的,而像我这样的人在人群当中比比皆是。但是,这是需要接触的,需要慢慢深入建立联系。我的健硕,给很多人的第一印象是不那么安全,虽然我长得慈眉善目的。但是很多人跟我接触以后,说老师你是个很智慧的人。这就是我所说的看世界的第一眼并不是真实的。

G:是。

在分析完画作之后,G提及他不明白父母为什么要打架,咨询师引导G去想象播放一部电影,并鼓励他在这部电影中不再做弱小的自己。

咨询师:你发现你看的这部电影很好,这是你心中的电影。但是你小时候并没有那么做,你只是一味地承受。所以你就缺这么一句话:"给我停止,因为你在影响我",你没有表达出来。但是有多少孩子能表达？所以很多孩子就在这种家庭中一再受伤。我们不可能改变历史,但是我们可以改变现在。因为我们可以原谅那个孩子,你总是纠结在痛苦中,是因为你总是指责你自己怎么这么无能,怎么活在这个家庭当中。你有太多太多的疑问,但是我们没有选择。我们能做的就是原谅这个孩子。这个孩子过去受伤了,你不能让他再受伤。

G:还有一个问题,有时候,我担心我和别人说了一些话,然后别人会嫌我烦。您曾经说过,是我多虑了。这是我有问题吗？我说话的时候,心中完全是和以前一样单纯。我没有什么复杂的想法。如果要解释我这种担心别人烦我的心理问题,我觉得这是对方的责任。

咨询师:对方的责任?

G:这不是我的责任。

G主动说出"这不是我的责任",他不需要为他人的错误负责,也不需要因此而感到自责。抑郁症来访者的负性思维与自责自罪是分不开的,能区分出自己需要负责的问题和不需要负责的问题也是咨询中的重要工作之一。自动化的负性思维,不是一朝一夕就能纠正过来的。因此,咨询师将重点放在消除过去问题的负面影响。咨询师将使用"受伤的小孩"这个意象对话技术。

意象对话从精神分析和心理动力学理论的基础上发展而来,这一技术创造性地吸取了梦的心理分析技术、催眠技术、人本心理学、东方文化中的心理学思想等。它通过诱导来访者展开想象,了解其潜意识中的心理冲突,对其意象进行修改,从而达到治疗效果。

咨询师:嗯,不是你的责任。那么在你内心世界有没有形成不良的印象或者阴影? 能告诉我么?

G:有一点。

咨询师:能具体些么? 他的过错怎么惩罚到你自己身上了? 为什么给你留下阴影了?

G:我希望美好,希望受到尊重,被爱,希望自己更好一些。

咨询师:你希望别人更好地看待你。但是他没有,他没有这么做。

G:是。

咨询师：他还去责怪你了。明明是他的错,但是最终他的错影响了你。是什么影响？就是让你自责,因为你觉得自己不可爱了,觉得你没被他喜欢,没被他尊重。是不是？你已经受伤了,为什么还要让自己再受伤害？你现在应该是什么？我们举个例子,我们在看这部电影,你看到一个大人对着一个孩子。那个大人犯错了,在欺负这个孩子,孩子在哭。你会告诉孩子怎么做？

G：孩子不要哭。

咨询师：你怎么做？你就说不要哭？

G：在孩子面前,抱着孩子。

咨询师：对,你得抱着他。你可以抱着他说"亲爱的孩子,我爱你,知道吗？不要去理睬他。没事的,我会保护你",是不是？

G：是的。

咨询师：你这么说的目的就是让这个孩子知道,"我没有了他,我还有你",你知道吗？你应该把这个形象装到孩子的心里去。当出现了外面的否认,这个孩子的内在能够生成我前面所说的"你不喜欢我,但我自己喜欢自己"。这么多年以来,你做了什么？明明他在欺负这个孩子,而你呢？你还在压抑,"不能哭,不能哭",所以造成你今天这个样子。

G：是。

咨询师：你不是自责吗？你不是还自杀吗？你不仅打了你自己,还要杀这个孩子,这不是自杀吗？你是不是太残暴了？这才是最残暴的。欺负那个孩子是残暴,但你还要把那个孩子杀掉,这才是更残暴的。你无权这么做。你应该抱着他说："我们两个人同甘共苦,相依为命,世界都抛弃了你,我不能抛弃我自己",这才叫自爱。是不是？为自己而活就是要自己爱自己,当我不被你爱的时候我得爱自己。当你们吵得一塌糊涂的时候，我绝对不自责。相信你能够变化，变化的就是你得爱自己，不能再残酷地折磨自己了。

G：对。

咨询师：你要改变的就是这些，明白了吗？告诉我你的感受。

G：你给我安全感。

咨询师：你得自己给自己安全感，我给不了你安全感，我只是激发出你自我的安全感。对不对？

G：小的时候，因为父母说你做错了，那么就是做错了。我如果要变得更好的话，就必须学会更爱自己。以前的我，就好像是望着天上的星星时，忘记了手中还有果实。

咨询师：所以不管这个世界怎么批判你，你得原谅自己。好不好？

G：嗯。

遇到问题能否有理性的解决途径？心理咨询技术发展出一套有效的解决之道：觉察问题所在——寻求解决之道而不是掩藏和忍耐——尝试自助处理——无助时果断向顾问求助——对问题进行重新评估——发现真实的动机及动机间的冲突——平衡或调整动机的方法和设置——理性的反思——有效行为的尝试——有效行为与动机的匹配及重复有效行为。

所以，压抑不是解决问题的正确途径，G因为压抑积怨成疾。在今天的咨询中，咨询师继续处理了过去的伤痕。最近G的状态好了很多，他已经计划了治愈后的复学计划，咨询师和他的家庭都认为那一天不再遥远了。

何为"来访者为中心"？助人者和来访者是一种人际关系,于是就分强弱和主次。来访者内心的困惑是由两股或多股强力相持不下而产生冲突的结果。所以咨询师一定要将来访者当成强者,他们只有得到应有的尊重才有改善的可能。与此相对应,咨询师只有把自己"设置"到"谦和"的状态,才能视来访者为中心。

第九章　收费和助人

让 G 记录自己的认知,对咨询的推进确实很有帮助,因为他愿意把真实的想法记录在上面。本次咨询中,咨询师通过记录表,了解到 G 关于咨询中的收费和咨访关系的一些顾虑。G 提的问题非常现实,这并非是他一个人的疑问,即心理咨询的为善之名与收费是否冲突的问题。而正因为他提出了这个问题,咨询师才能及时地解决,从而不对咨询造成负面影响。

G 在最近的日记中表述道:"谈完话,会有些压抑和害怕。担心我们的谈话会受到金钱的限制。如果很快就结束谈话,就害怕老师会生气和不满。在与老师交谈的过程当中,我发现我很注意别人的行为,对自己的行为却不抱有太多的关注。但如果一旦有别人干预,我的情绪会波动和发生恶化。"

咨询师:对你写下的这些内容,你自己如何理解?

G：能记录我的心理历程。

咨询师：看来这是一种宣泄的方式。

G：写了之后，脑子清醒了一些。

咨询师：非常好。那么写好以后的情绪感受呢？

G：舒服一些。

咨询师：很好。从内心的压抑和害怕，到坦然、清醒和舒服，这种转变跨度很大。我们看来得把握这种转变，把它变成习惯，情绪就能很好地被控制了，对吧？

G：我刚开始信耶稣的时候，有依靠，有向导，我以为走这条路就可以放松了，痛苦就没有了。但是后来，我发现不是这么回事。只希望遇到冲突时，能有一种不使自己痛苦的解决方式。我只有经历过那些不适合我的思想，才能肯定不会去接受那些道路。

咨询师：希望找到一条不痛苦，并能解决痛苦的方法。

G：还要能完全接受的。

咨询师：其实任何主动的、发自内心的接受，都以不痛苦为基础。你认同吗？

G：接受是为了不痛苦，这是人的趋利本性，我听说过这个理论。

咨询师：那你每次来咨询，都是主动接受帮助吧？你看到能摆脱痛苦，并开始产生效果。

G：对。

咨询师：那么你知道这种效果建立在怎样一种关系上吗？

G：心理医生和有心理问题的人。

咨询师：嗯，也可以称为助人者与被助者。这也是一种社会服务关系，但却是一种涉及心灵深层次内容的服务关系。

G：是的，但我却因此而害怕。

咨询师：害怕什么？

G：本质上我希望跟老师交朋友，把老师看得很重，但因为服务关系，其实就是金钱关系，所以一下就……

当 G 在咨询师面前呈现困惑的时候，这便是心理咨询中的"移情"现象。移情是在心理分析过程中，来访者将自己过去对生活中某些重要人物的情感投射到咨询师身上的过程，并产生一种强烈的类情感。"我把老师看得很重"，这句话不仅是对咨访关系的肯定，也是确定自我安全感的安抚机制，同时，对咨询师来说亦是一种"关系控制"，此时需要对咨访关系予以适当解释，才能使访谈正常进行。心理咨询双方是一种人际关系，关系的双方都应明确自己的角色定位，按照"生活剧本"完成自己的角色任务，只有这样才有合理的角色距离和角色关联，边界清晰不逾矩，这正是一切良好关系得以维持的核心本质。

关于心理咨询收费的问题，按照国际惯例和行业规范，心理咨询是不可以免费的。首先，心理咨询是具有非凡意义和价值的工作，咨询师协助来访者解决自身心理问题，付出的劳动和时间理应得到报酬。其次，收费有利于建立健康的咨访关系。因为付费行为本身表明了来访者的诚意和信任，同时，也赋予了咨询师相应的义务和责任，这样建立起来的咨访关系才能严格受到职业道德和保密原则的约束。不收费的心理咨询容易让来访者界限不清，咨询师容易产生疲倦感和挫折感。第三，付费本身对来访者具有一定的心理治疗，对不良人格有矫正作用。因为有了付出，来访者才能更有动力地跟随咨询师的设置完成咨询目标，而不是根据自我情绪来选择是否接受咨询，从而有规律地接受辅导。

咨询师：你的这种担心，我能理解。你认为有金钱性质的关系都意味着什么？

G：中断和失去。

咨询师：那么你是担心咨询服务中断后，就会失去和我现在的交流形式是吗？咨询中，来访者会把咨询师作为一个重要的生命拐杖。这是一个不错的关系。但一个有职业素养的咨询师，一定会帮助你独立起来，而不是让你有离不开的感觉。心理咨询费用是能促进你更投入地面对这种有意义的关系，因为你付出了金钱成本，而我也会时刻提示自己应该完备职业责任心。

G 母：G 今天这样说出来太好了。他在家里还担心说了这个让您不高兴。

咨询师：看来你的直言还帮助了妈妈，把妈妈隐藏在心里的话也表达出来了。

G：哦？

家庭是一个互相感应的系统，孩子的困惑往往是父母困惑的延伸，反之亦然。孩子总是做着父母的显示器或扩音器，他们在这个基础上逐渐成长，并慢慢找到自我。

咨询师：其实帮助与被帮助，不管是否以金钱作为递质，都是一种交换。《圣经》中耶稣和被帮助的人是不是有所交换？耶稣饿了是怎么获得食物？

G：他的食物是别人给的。

咨询师：别人凭什么给他？

G：希望从耶稣那得到救赎。

咨询师：这就是一种交换。任何宗教或人类一切高尚的行为不都有交换在其中潜行吗？佛教有化缘,民间有帮困互助,都存在交换,只是有些不以金钱为交换物。当然我觉得任何交换中都应包含着"情投意合"的心灵交换。

G:各取所需的交换使双方都可以从中受益。

咨询师:你的领悟力非常棒！其实我们正是在互助。看似我是助人者,其实你也在帮助我,除了给我工作报酬外,也使我从中学习和感受。这样我们之间是不是一种合作?

G:是的。

在访谈过程中,咨询师巧妙地将合作理念引入对话,让G从一个付费求助的"弱者"向可以进行给予的"强者"转换。许多来访者都会遇到这个困惑,咨询师要知道这是在不得已的情况下才"暴露"的自我,不应归结为"自我魅力",更不能自我膨胀到已然成为"上帝"。"病态"型的自恋恰恰会埋下与来访者"中断"的恶果,而与来访者共同面对困惑的精神应该渗透进咨询师的灵魂深处。

此阶段,咨询师已经不再局限于倾听,而是配合G的声调、感情和话语,进入个案的世界做积极的行动引导。同时,适时邀请和促进他做进一步的改变思考,协助其搜寻并创造新的意义——合作,刺激其产生新的认知。以此类推,还会进行新的邀请。当邀请的接受不明显时,也并不阻碍助人者的积极回馈。在合格的咨询师眼里,没有可以拒绝的个案,只有不知变通的咨询师。接下来,咨询师将继续邀请G共同创造另一个新的意义话题——助人者。

咨询师:所以从这个角度来说,我们之间的互助永远不会结束。试想你康复后,你看到有你类似困惑的人会怎样?

G:会帮助他。

咨询师：而你现在有这样的力量吗？

G：看来是不足的。有时也会这么去做，但总是胆怯。

咨询师：你有助人的理想，而缺乏这样的能力是因为暂时还被困惑所束缚。当我们的合作最终让你更有能量时，你一定会把这种能量传递出去。

G：这真是我的理想！

咨询师：你也会从中收获价值，不管是别人的赞美，还是物质奖励。这些都是让你继续前行的动力。

G：有这样的希望，我就更有力量从心理问题的误区走出去……

咨询师：我们做个大胆的设想吧，如果已经实现了走出去的愿望，那你会从事什么职业？

G：现在还不敢说。

咨询师：不敢说是因为没想好吗？你愿意把这个也列入你思考的范围吗？

G：是的，我需要好好想想从事什么职业。

咨询师非常有效地将 G 对咨询师收费的困惑及"中断"的可能，引导到对人类自我价值的重估，用积极的心理学理念和奇迹式问句将他的视角引入对未来的关注。这种引领对抑郁中的来访者最大的意义是跳出当下的阴影藩篱，瞬间起到转化认知、振作心态的"强心针"作用，而且可以让他逐渐形成一种思维习惯。

咨询师：你最近都有新的想法，对吧？你早上起来的状态有好转吗？

G：不像以前那么紧张。以前老是咬牙逼着自己做运动等等，现在没有用蛮力来解决……

咨询师:你现在早上几点钟起来。

G:八点半左右。每天这个时候感觉很郁闷。

咨询师:今天早上睁开眼睛后什么感觉?

G:我觉得心情还比较平静,主要是和你做了心理咨询后。

咨询师:你首先会想到什么?

G:感觉心里还是得不到满足。

咨询师:你晚上做梦吗?

G:有时做一些,没什么印象。

咨询师:印象不深。

G早起心情的转变也是一个好的开端,说明抑郁症状的减轻。晨重晚轻是抑郁的一大症状,在早上起床后心情极差,对新的一天感到迷茫,缺乏行动的动力,情绪也异常低落。G在很长一段时间内正是如此,所以咨询师在咨询中会问及他一天的心情,以便从侧面收集他目前的情绪信息。随后,则给了他一些提升睡眠质量的小建议,再把咨询的主动权交还给他。

G:我从小在与人交谈的过程中,都会特别在意对方的一言一行。经常反思别人对我的态度和目光,于是更觉得没自信了。我觉得问题就出在这里。

咨询师:受制于别人的目光?

G:对。怕别人的目光所代表的一些东西,很在意别人。以前,我觉得必须要去进行对抗,现在咨询之后,心坦然了一些,能平静地去面对了。

太在意别人目光的人往往缺乏自信,心理学上经常用"自尊"

141

来描述自信,高自尊的人自我认可程度很高,肯定自己的整体价值,能够接受不同意见,一般具有令人满意的人际关系,倾向于把成功归因于自己的能力。而低自尊的人常常把事情往坏处想,常常过分专注于不被接受和拒绝。

咨询师:在佛教中有这么一个故事。当佛祖衣衫褴褛地站在一群人面前的时候,人们都不相信这个人能够帮助他们,很多人还嘲笑他。后来佛祖说,此时内心世界的痛苦,不是因为他人的嘲笑,而是因为你并不坚信自己的使命。

G:您说得太好了。

咨询师:无论别人怎么看,当他知道自己的使命是什么,就不会形成自卑,不会被别人的拒绝所控制。别人看你的目光为什么能够加害于你? 因为你否定了自己。如果不否定自己,那别人的目光就没有任何杀伤力。

G:我应该自信。但是我很自卑……

咨询师:如果我现在邀请你做一个演讲,许多人在台下翘首以盼。在观众看到你之前,你的心情是怎样的?

G:我已经恐惧了。

咨询师:别人的目光在哪里?

G:看来是自己心里产生的。

咨询师:想象你上台后,"胆战心惊"的样子太逼真了,台下赞美你的演技。你什么感觉?

G:好一些了,好像没那么恐惧。

咨询师:原来真的去直面的时候,却没那么令人害怕了。当然别人的赞美也给了你鼓励。

G:你是说我表演得很自然吗?

咨询师：是的。你的纯自然表演恰恰可以获得肯定，所以真性情的表达才会让自己更放松。

G：其实我总是被自己心里的"目光"吓住。我不知道是因为自卑而造成这样的情况，还是我本身就是错误的？

每个人都会有一个自我审视的"目光"。这个目光在成年早期对人生的影响更大，因为那时人的思维判断远未成熟，更依赖于通过重要关系对象来判断事物和自身。所以每个人审视自我的"目光"更多地是由早年重要关系对象评审他的"目光"所内化而成。

接下来，咨询师将 G 假设为拯救人的耶稣，遇到了跟他同样困惑的一个人……

咨询师：看来还没解决这个纠结。如果我是耶稣的话，我会拉着你的手，引领你走一条跟你父母不同的路。你要成为一个和他们不同的家长，把他们的行为作为你的教训，不再重蹈覆辙！

G：是的。

咨询师：你的父母，他们是否也时刻处于困惑中？这种无奈和痛苦你有没有眷顾？（G 看了母亲一眼）他们有没有在你痛苦的时候放弃你？

G：没有。

咨询师：我认为首先要往前走，不成为他们的影子；第二个，对他们来说快乐也是奢侈品。他们没有因为你的痛苦而幸福过。你们命运相连！所以现在去跟妈妈牵牵手，安慰你的妈妈。让同命运的一家人，相互获得安慰。此时你可以成为耶稣。

咨询师说的这段话触动了 G 母，而此时也是修复母子关系的良机。让抑郁者走出低谷，要让他看到希望并意识到自己的重要性。理论指出,负担感是影响抑郁来访者作出自杀决定的重要影响因素,因此,让他感受到积极的生活动力很重要。

咨询师:把手伸出来给妈妈,告诉她,我得帮你。这个世界上没有人能够救她,而你将带着困惑救她。(G照着建议做着)你现在已经慢慢走出自己的低谷,也要帮助你的父母亲,当他们的身心获得你的牵引时,生命就会充满希望! 而这也正是你的希望之光。

咨询师:(对G)现在感受到母亲的抽泣是吗? 妈妈已经在接受你的帮助和安抚。(G母点头认同)其实帮助别人并不难是吗?

G:是的。

咨询师:助人可以是一种肯定的目光、一次有力的握手、一点有效的转变。

G:我感觉到我有些力量了。

合格的心理助人者不是甘守清贫者,不是悲悯怨世者,不是郁结不化者,而应该是一个抱着积极人生态度的合作者,对生活抱有追求的梦想者,对生命质量有着独到鉴赏的品味者。不仅如此,助人者还应向被助者传递这样的人生态度。G的个案,除了令我们感慨心理困惑的烦忧外,更应该令我们惊羡生命困惑之下蕴藏着的华美转变所带来的美妙人生体验。对G的心理咨询的过程,对咨询师本人也一种体察、反思和觉悟的过程。由此,助人者引领被助者抱着更多希望走出困惑的阴霾。

受压迫者被偏见和短视的铁栅囚禁着,所以他们也需要获得解放。真正的英雄有着超人般的勇气、智慧和宽容。

第十章　我的字是臭的

本次咨询开始,G又提到自己写字中的纠结,因此咨询师让他在咨询室里面写字。他写的一个字引起了咨询师的关注。

咨询师:你说你的字散发出臭味,我现在写一个词,借此我们研究一下关于臭味的问题。(咨询师写下"通感"一词)你现在闭上眼睛去想象,尽量放松自己。你听到一个女孩说话的声音,仿佛看到了她甜美的样子,还好似闻到她身上散发出来的清香,这时她拿起笔临摹你的字,她写字的样子真好看,很轻柔很认真,写出和你一模一样的字。告诉我,你看到这些相关图像了吗?

G:嗯,看到了。

咨询师:她写字的样子怎样? 她的字臭吗?

G:臭和她无关。

咨询师:但她临摹的是你的字。你怎么解释这种情况呢?

G:她写的字是美的,而我的却是臭的。

咨询师:我不能理解你所说的这个解释。你写字时会想到什么?

G：我会想到一张脸……是妈妈的脸。

咨询师：(对 G 母)这让我有点惊讶。

G 母：我明白，因为我总要他好好写字。

咨询师：(对 G)看来这对你来说是一个负面的"通感"。我们能否把你想象中那个女孩写字的样子注入到记忆中，以后写字的时候能感觉到她呢？你先在纸上随意写一行字好吗？（G 开始在纸上写字)好，停一下，把眼睛闭上想象那个女孩，她在看着你写字，你能看到她甜美的样子，闻见她散发出的清香。感受到了吗？

G：感受到了。

咨询师：继续写下去……继续想象女孩甜美的样子，她认真地看着你写字。什么感觉？

G：挺好的，不紧张了。

咨询师：好的，我们再来一次……

G 的核心理念中有一个关键错误，"别人如果认为不好，我就是无能的"。这类错误认知导致他认知系统的失调，并进一步影响到大脑神经系统功能，从而导致紧张、胸闷、呼吸急促等躯体反应。除了进行认知治疗和调整以改变其核心理念外，咨询师在此用了催眠技术，引导他通过想象重新建构自我安抚和评估体系。

咨询师：下面我们来做另一个训练，请妈妈一起参与。写下对于妈妈评价的回复。闭上眼睛，完全凭感觉写出来，中途停顿时就想想那个女孩。能问问你写好的感觉吗？

G：挺不错的，感觉和原来写字不一样了。

咨询师：很好。我们请妈妈读一读，而你想象自己置身于大自然中，童年、花园、秋千、你喜欢的同学和老师……你的记忆中留存着这些。妈妈可以开始读了。

G 母:"妈妈,你以前提醒我的字不好,但我依然相信我没有任何问题,我能够继续生活,过上幸福的日子。"

咨询师:很好。母亲愿意和儿子说些什么?

G 母:孩子,妈妈原来没有看到你认真的一面。我的教育方式有问题,所以我也在学习,和你一起成长,能原谅妈妈吗?

咨询师延续之前的催眠引导,结合家庭治疗模式,重新疏导母子关系,重塑其角色情感,让 G 切实感受到母亲对他的接受和爱。

咨询师需要判断咨询中出现的问题是否是咨询师能解决的。比如来访者需要咨询师陪伴去面试,咨询师便无法做到,但可以通过分析来访者实际的心理困扰来帮助他。此外,时机的判断也非常重要,尤其是家庭关系的问题,一旦伤疤揭开,咨询师需要有足够的技巧和控制能力去驾驭。在 G 的写字问题中,G 的内心有情绪被压抑了很久,这个问题此刻可以在咨询室解决,这时咨询师可以鼓励 G 继续说出内心的感受。

咨询师:你指的臭是什么?

G:妈妈的臭脸。

咨询师:看来不是你的字臭,而是妈妈的脸色在你大脑中的记忆。

G:是的。

咨询师:当你这么想时情绪还那么紧张吗?

G:还是会有一点。

咨询师:你的字能不能变得更好?

G:应该能。

咨询师：怎么改变呢？

G：练书法，多写写。

咨询师：现在告诉妈妈："你脸色难看只是因为你为我当时的字而难过，但是不能代表我将来不能写好，我有能力练好字。"把这说给妈妈听好吗？（G 对着母亲重复）

G 母：我一定改变原来的态度，也相信你一定会写好。

咨询师：(对 G)还紧张吗？

G：我想现在看来也没什么问题。

咨询师：很好，那就不要太在意。写字对你更大的意义在于修心。

G：有时我也这么想，但又觉得这个想法不对。

咨询师：为什么？

G：在学校时，虽说学习成绩不是第一位，但事实上学不好就会挨批。同样，虽然写字好坏不重要，但字不好都会被批评，这又会让我很难过。

从母亲的要求到学校的批评，G 活在一个令他战战兢兢的环境中。这是一个信息不对称的时代，社会表达的是一种声音，而切换到另一个环境，又各行其是。当前的教育矛盾恰能反映出这一问题，而这些压力一股脑都传递给了学生和家长。所以心理问题是一个系统问题，如果从多个层面进行改善，效果才能最佳。

咨询师：所以现实总是给你带来压力？

G：是的。

咨询师：我们从另一个角度来面对这个现实问题。字是有架构的，按照这个架构练习就会逐渐改善。你现在每天也写日记，这些都会让你越来越好。而现在你需要为自身找到一个被他人赞美和肯定的可能。

G：我明白了。

在心理咨询过程中，来访者总会下意识地与你"捉迷藏"，一味说自己的问题，也不知道问题的根源，而找到问题的核心动机是解决问题最重要的途径。咨询师此时发现，G害怕写字可能还有另一个隐情。

咨询师：每天完成我布置你的作业有何感受？

G：有时会有些烦。没有那么多精力，但最后也努力要求自己做了。

咨询师：我们调整一下。之后你每天的作业依靠自己的意愿来完成。如果愿意与我分享，再拿给我看，好吗？

G：你把这个权利交回到我手上，我会做好的。

咨询师想到的是一个重要的假定，即正因为G每天要完成咨询师布置的作业，而产生了不适感受，于是以恐惧写字的反应来表达自己对家庭作业的疲惫态度；而咨询师果断的询问证明了这个假定，于是及时作了调整。

来访者可以被归类，但他们不可能完全一样。即使是经验丰富的咨询师，也不能保证在咨询中不遭遇挫折，而这也是咨询吸引人的地方。先前的引导无法使G从问题中摆脱出来，所以咨询师及时调整了咨询方向，告诉G要发挥自己的长项。

咨询师：你并不直言你的纠结，而是让我猜谜语。你这么在意写字，除了别人的目光外，其实这也是你调整人际关系，甚至调节自我舒适度的一项秘密武器。

G:那倒不会。

咨询师:其实每个人都有自己的强项,你也能发现自己的强项。听说你的历史知识不错,喜欢研究?

G:挺好的。

咨询师:终于能听到你自信的声音了。强项表达出来就可以了对不对?发挥你的强项时心情怎么样?

G:会更好一些。

咨询师:太好了。不需要拿自己的弱去碰别人的强。跟书法家谈字,跟科学家谈科学,是不是吃亏吃大了?你跟咨询师应该谈什么?

G:历史。

咨询师:跟妈妈谈什么?

G:军事。

咨询师:对了,她说你字不好,你就说"你军事懂吗?"对你爸呢?

G:《圣经》。

咨询师:对了,这就是你的长处。如果这样你就不紧张了。

G:是的。

　　咨询师针对 G 核心信念的偏差,用了反驳(写字不好不等于没有价值,还有其他长项)和激励的技术来修复 G 的认知,让他摆脱写字的不自信而重燃价值信念。

G:即使一年或者更久,我想坚持到自己好起来。

咨询师:你对自己能好起来有信心吗?看到你的强和对方的弱,你一定得看到你的优势。最好的优势就是你能驾驭的东西,那

么你能把握什么呢？你的拳头吗？用你的拳头尝试来攻击我的拳头。（G用力捏拳打了咨询师的拳头几下）

咨询师：内心产生新的冲突了吗？

G：没有冲突，手虽然痛，但心情舒畅多了。

咨询师：是的，不打就要放下，放下总可以的。

G：是的。

咨询师：现在用自我放松法调理一下，让自己紧绷的身体再放松一些。

在以上心理角色模拟技术的运用中，咨询师扮演与G对抗的一方，与他直接进行肢体（拳头）冲突，让他体验在咨询中的人际冲突，即"冲突—对抗—放下—放松—重新面对新冲突"的过程。这是人类在面对社会各类挑战时的策略之一。而G的应对模式是"冲突—压抑隐忍—表面顺从—自我否定—恐惧及抑郁—适应不良"。改变G的行为应对模式，在面对冲突时适当对抗，是提升其自信的开端。

G：我喜欢自由，但长时间的束缚让我不知道如何拥有自由。

咨询师：你觉得自由更接近什么词？

G：放松！

咨询师：非常好，你怎样理解放松？

G：放松之后是害怕、担心，弹钢琴的时候希望自由地弹，但之后就因在意弹得怎样而痛苦，不知该怎么面对。现在不知道什么是自由，似乎自由之后就是无序了。

自由是相对抽象的词，咨询师引导G用一个更易操作和理解的词——放松——来解释自由，这样便于G在后续环节以此替代自由的感受。G 在面对自由的理想时,因长期的束缚而不知如何放松,由此产生了习得性无助反应。

咨询师:我觉得你有点心急。

G:因为虽然有进步,但不知道能不能恢复。不过现在已经没原来痛苦了。

咨询师:我们专注做好现在的事,而对未来只要定好目标就行了,你觉得呢?

G:是的。

咨询师:还记得我们的治疗康复计划吗? 和第一次来时有什么改变吗?

G:感觉精力更充沛了,控制感也强了,能做一些自我调整。

咨询师:这些改变对你的意义是什么?

G:有意义,只是还没有彻底释放。

咨询师:我理解你的期待,这正是我们共同的目标。

G:是的,我也知道这是思想上的困惑,但这些不是靠逻辑性的调理就能转变的,我也想过好几年,但越想越没什么用处。

咨询师:每个人都会有许多和你相同的想法,与现实目标不相关的想法可以列入胡思乱想,但人的想法又都是有意义的,有时人类的乐趣就来自于这些没有逻辑的想法。其实你可以把这些想法记录下来。

G:但有时一些想法是很痛苦的,像灾难。有些想法我都不知道怎么分析,觉得人总是有遗憾的。

咨询师:我明白你希望摆脱这些突然闯入的想法,如果一时还做不到,就尝试先表达出来。你和我的对话,就是一个充分表达的时机,不是吗?

G：是的，你在引导我表达，我因此感觉幸福些。但时间却是有限的，回家后又得面对自己。

G 向往思想上的自由，却不能接受自己的自动化思维，即一种无意识的、不带意图的思维。他带着期待和不接受这两种对立的态度面对同一事物。这可以解读为他亟需对自己进行控制，希望为人生争得意义。他希望大脑不进行无意义的思考，其中一定有其主观意识不愿触及的内容，这样的自动思维让他烦恼。而让他在咨询中自由表达，正是处理这类焦虑最好的方式之一。

咨询师：我们今天交流得很深入，不过时间快到了。

G：我也觉得很好。最后我能耽误您一些时间，看看我在家画的画吗？（咨询师看 G 的画）

咨询师：有点意思，能看懂它的人智商要很高，这是很抽象的一幅画。

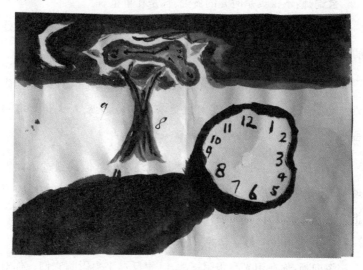

咨询师:我能挂在这里吗?

G:那样太荣幸了!

咨询师:可以说这代表你的心情吗? 灰色调,深入思考的感觉令人感觉忧郁。

G:您能看懂?

咨询师:它是阴沉低落的,在晚上,有两个时针,一个是8:05?还有一个不能确定。你的时间是有意义的,你知道8:00和凌晨这两个时间点对你来说可能有某种象征。而生命之树,整个树冠都笼罩在阴霾中,但又是独立的,那么坚强,仿佛冲破了云层在表达着什么。我看到了阴影,时间就像果实一样慢慢凋零,但它又是阴影的组成部分,阴影的流淌覆盖了凋落的时间,你在重整生命的时钟。

G:时光的流失。

咨询师:不仅仅是时光的流失,你是在重整。

G:就像犯抑郁症的时候,时间是漫无目的地行驶着,毫无用处的感觉。

绘画也是一种投射性测验,但它更为开放,对咨询师的解读能力有更高要求。咨询师需要对理论有深入的把握,对来访者有相当的了解。绘画的解读绝不能脱离来访者本身。

咨询师:画家自己的解释当然是最终极的。但我通过画面发现了你更深层的东西。特别是乌云和树冠的关系,你在画树冠时把黄色和乌云分开,这是为什么?

G:我觉得黄色是显赫的。

咨询师:你在用光亮跟阴霾战斗,想反过来去影响它们。你对生命非常爱惜,树干特别挺拔和结实,是不是很挺拔?

　　G:是。

　　咨询师:这是不是一个人顶着一个巨大的东西?你意识到了吗?

　　G:没意识到。

　　咨询师:你可以画一个小的树苗,但你画的树那么强大。

　　G 母:他的树画得越来越强大。

　　咨询师:你很厉害啊!能不能留下你的墨宝,写上你的名字?

　　G:可以。

　　在治疗中,咨询师运用的技术非常广泛。在解读 G 的画作时,使用了荣格派的分析心理学技术,而分析心理学要求心理师更关注于人的发展是持续一生的过程。早期的经历固然重要,来访者当下的生活,对未来的期许,以及可能的趋势,也应被纳入治疗师对来访者的理解。在对早期问题的探索中,应强调来访者与现实生活的连接,运用当下资源让来访者获得更好的生活。本次咨询便使用了这样的理念,充分提示和挖掘 G 本身具备的能力,让他从客观角度重新审视自己,建构一个全新的自信系统。

人体细胞每一刻都处于新陈代谢。全身细胞更新的周期是七年，所以我们每隔七年就会"脱胎换骨"一次。我们还是原来的自己吗？而面对变化，我们能做的就是接受当下。

第十一章　强迫还是放松

本次咨询中，G 和母亲希望咨询师分析一下 G 目前的情况究竟是抑郁还是强迫。G 小时候就喜欢刨根问底，无论是否能得到答案。两人分别叙述了很多他们认为的强迫症状，因此咨询师首先着手解开这个疑问。

咨询师：强迫症是一种神经官能症，属于轻度心理障碍。典型特点是重复地说、做，或想一些事情。强迫症的症状可能是独立的，也可与其他心理问题交织并发；目前观察来看，G 的强迫症状不明确、不直接，他很少因为某些重复的行为、思维而感到痛苦并难以克服这类重复。最关键的是，G 的一些重复性想法是有意义的，一旦解除相应的困惑，就能消除这些想法。目前你们在精神科服用的药物，也主要以抗抑郁为主，医生也没有诊断其为强迫症。当然还有一种强迫性人格障碍。强迫性人格是在发展过程中，表现出固定持久的适应不良行为，不经系统治疗将保持终身的一种偏离常态的人格，往往以刻板固执，墨守成规，缺乏应变能力为特点。强迫性人格面临不良情绪时,也会产生强迫行为或想法。但情绪好转后,症状会自动改善。据统计,一部分强迫症问题的来访者,往往还伴随着强迫性人格。

通常人们会认为强迫行为或强迫思维就等于强迫症,事实并非如此。强迫症在中国精神障碍分类与诊断标准第3版(CCMD-3)中的诊断要求包括:1.患者体验到思想或内在躯体是自己的,是主观活动的产物。2.主观上必须加以有意识的抵抗,强迫和反强迫同时出现。3.对症状有自知力,认识到不正常,甚至是病态的,至少希望消除。另外,CCMD-3还要求病程3个月以上。咨询师向G和G母着重解释的就是G并没有反强迫出现,不会因为自己追根究底而感到痛苦。

G母:他不属于强迫性思维?

咨询师:强迫性思维属于强迫症。G的强迫症状并不明显,比较偏重强迫性人格,你们可以去精神科确认。但这跟他现在的问题关联性并不大。目前的抑郁症来自于他悲观的思维。比如他说会在想象中对你们使用暴力,因此感到很害怕。我曾经听到一个三个月大的孩子母亲告诉我,"我抱着孩子的时候就担心,会把孩子扔到河里去,难以自控。我真的会扔吗?我怎么这么坏,亲生的孩子我怎么会杀了他?"

G母:这是强迫症吧?

咨询师:未必,关键取决于是否重复这一个观念。人有各种各样的由外界刺激造成的负面情绪。G的困惑在于对外界刺激没有一个合理的解释。他把它固着在心灵深处后,把它变成了对抗自己的一种负能量。

G 母:是的。他一旦情绪低落,就陷入其中了。

G 的强迫性思维其实只是一个症状表现,很多抑郁症来访者会陷入负性思维而无法自拔。咨询中专业术语的使用也是一门技巧,要防止来访者自行贴上标签,但当他们需要一个清晰界定时,咨询师也应为他们释疑。

咨询师:G 为一些事情而苦恼,却并不为自己无法摆脱这种想法而痛苦。

G:但平时想干点什么事情,马上就会出现类似情况。

咨询师:往往是什么事呢?

G:想试着做一些事情的时候。

咨询师:是力所能及的事呢? 还是不经常做的事?

G:应该是后者更多些。力所能及的事不会去想。

咨询师:看来你的痛苦来自于你给自己设置了完成任务的障碍。你用痛苦的方式保护自己,通过不去做而拒绝了做不好,避免了再次出现挫败感。

G:(沉默)

G 在这里表现了沉默。有时沉默代表他在思考该如何在这个环境中表达真实的情况。G 曾因难以面对学习压力,就以"装病"的形式来逃避学习,以换得片刻轻松,但也因此而落下功课,直至无法再从"装病"中摆脱,成了"真病"。用"诈病"术逃避是一种有效的防御术,可以唤起他人对自己的关心和照顾,而不是面对任务失败后的否定和指责。在咨询室里,G 的沉默更多是针对母亲,而这其实是母子间的一个交流机会,咨询师的当面质询有利于刺激 G 将该类问题意识化。

咨询师:你的这种保护可能会引发其他问题,有"饮鸩止渴"之感。如果做事时能想到成功的可能,就更可能接近成功。你想到过去的类似失败,所以举步维艰,但这种退缩却让你产生新的痛苦。

G:(沉默)

咨询师:我们得重新调整思维习惯。不知母亲有什么想法。我认为他不是太明显的强迫症症状,而我们得共同面对更严峻的抑郁症问题。

G 母:(点头)

咨询师:(对 G)我看到你一直在深思,能说说你的想法吗?

G:以前一直压抑自己想做的事,现在想做就做反而有些不适应。

G 貌似答非所问,但已比之前更能直接表达自己的情绪,此刻咨询师与他们一起探讨他的病情,其实是有些敏感的。这样的情绪是当下发生的,所以及时的讨论和处理更加有重要的意义,在咨询中称其为此时此刻,也是格式塔疗法尤为重视的。在格式塔疗法中,现在时是最重要的时态,来访者需要察觉他们正体验到的及自己正做的,而通过这种察觉,改变就会自动发生。

咨询师:当我和你母亲在交流你的问题时你并不舒服。这种不舒服基于什么?

G:应该说是压迫感。勉强自己照别人的要求做一些事情,感觉被石头压着,但后来就愿意忍耐了。但不用忍耐之后,做事又觉得没有方向。

咨询师:好,那么我和你妈妈说话时,你可以表达你的真实想法。好不好?

G:我可能会出去,让你们俩谈吧!

咨询师:是什么让你不想参与进来?

G:与您相处是和谐的,您有很多好的建议,但我做任何事都不舒服,感觉很痛苦。

G 此时的对话表示不希望再深入探讨他的症状,明显有焦虑和不安。这些信息说明 G 的母亲关注于 G 表面的反应形态,而回避了其实质问题。这种潜在的冲突,也验证了 G 易逃避的状态与他的家庭冲突应对方式有关。

咨询师:当我们就一个问题在发表意见时,你的态度是想出去一下。那么当你的父母争执不下时,你的反应是什么?

G:希望他们停下来。

咨询师:大多数情况是让他们停止还是任其吵架?

G:任其吵架。

咨询师:这时想过离开么?

G:(沉思)我在忍耐,害怕,却没想离开。

人类依赖于家庭,又处于对家庭厌倦和唾弃的边缘。在家中人们放下所有防备,在外无法表述的言辞举止在家庭尽情释放,家庭成员开始互相伤害,而当言辞举止开始收敛,家庭成员的距离也开始拉大,情感裂痕因此加剧。孩子生于这样的家庭,一定是心魔相伴,其指向于社会的言辞也会变形。除非"刻意"得一场心理疾病,以此才能净化自己的灵魂。所有成长于不幸家庭的孩子,都需要自己的心理咨询师。

咨询师:你现在会用离开来表达,这无疑是一种进步,起码在不舒服的环境中不想再压抑自己。

G：是的，但这样好吗？

咨询师：有些场合让你不舒服，但你得分析其中的区别。

G：就像不好吃的东西不代表没有营养。

咨询师：真好！你要学会如何参与到别人有意义的对话中去。如果你和妈妈在对话，此时我会怎样参与进来？

G：我想你应该参与。

咨询师：那么当我们面对那些有意义但不舒服的环境时，该参与还是回避？如何获得自我价值感？请母亲离开一会，接下来我们单独探讨。

G母离开咨询室后，关于强迫症状之辩也告一段落。来访者家人的压力在咨询过程中显而易见，面对长期病症，他们会进行主观判断，以期影响助人者的咨询过程。而成熟的咨询师要承受此压力，自信坚守自己的专业主张，从而让来访者感受到成功的曙光。

G此时情绪非常低落，在分析他最近情况时，G提到最近两周抑郁症状时有出现，对于情绪探讨表示拒绝，因此咨询师带领他重新体验放松的状态。

咨询师：现在做一个互动游戏好吗？

G：我现在不想站起来，希望您不要生气。

咨询师：你前面想到了什么？

G：想我自己的心理问题。

咨询师：执着于这些问题的意义是什么呢？

G：没有意义，就是痛苦。

咨询师：如果是痛苦，就暂时中断一下吧。尝试继续站起来吧！

G：我不想。

咨询师这时硬把G拉了起来

咨询师：我把你半拉半拽地拉起来，你情绪很低落，但这是从自己的肢体开始的改变。当我们难过时，就从行为开始转变。现在感觉有没有不一样？

G：有一些。

咨询师：改变是瞬息万变的，把握生活中的小改变，就会有一个新眼界。

G：改变看来很简单。

咨询师在此运用了时空状态改变技术。当人处于负面情绪时，将他带离所处的环境或改变其僵化的姿势，都能把他从原来的情绪中拯救出来。于是G开始与咨询师探讨他希望的改变。其实改变已然发生，过程中的反复需要用信心来面对。

G：您能否为我制定一个康复计划，我要过得更充实，希望有具体的方向让自己更有目标。

咨询师：我们从简单的事情着手，就是生活所需、有能力去做好的事。

G：是的。

咨询师：第一个阶段，抑郁症主体症状减少；第二个阶段，整体状态趋于稳定；第三个阶段，寻找自身的价值感。

G：这个计划之前给过我父母是吗？

咨询师：是的。这个计划并非一成不变，我们需要调整和应变,而简单的东西更容易应变。

G:包括思想简单一些。

咨询师:看来你很会举一反三,这就是创意,也是你心情好转的表现。

G:好像是的。

咨询师:所以记得今天的简单+应变=好心态。

G:具体怎么做到简单呢?

咨询师:四个字,"顺其自然",变万物为简单。许多复杂的东西,顺其自然才能放下包袱;进而变得简单就更能专注,于是就能成功。

G:(笑)说得太好了。

咨询师:假如你被绳子绑着,痛不痛苦?

G:肯定痛苦。

咨询师:我们试一下吧,你把手给我,我来用力握着你。现在痛不痛?

G:痛。

咨询师:你的手在用力吗?

G:用。

咨询师:不用力呢?

G:我放松后,就没那么痛了,这是怎么回事?

咨询师:我用力时,如果你也用力,那就是两股力;如果你不用力,那就只有一股力,你说哪个更痛?

G:好像悟到了什么。与人相处时,内心越是用力抗争,就会承受双重力量。此时不如放松应对,顺其自然。

咨询师:你总结得太好了。在没有更大的力量前,我们要学会放松,放松就是成长。

G：明白了。

咨询师：那现在来看看你有没有真的领悟。能给我唱首日文歌吗？

G：我不会唱。

咨询师：真的不会？

G：是啊。

咨询师：如果一定让你唱呢？

G：那我就胡乱唱一气。

咨询师：你做得很好。第一句不会唱是顺应自己，第二句是顺应外人的强求。不要小看这个过程，倒过来就不一样了。过于牵强就容易产生内心冲突。现在状态怎么样？

G：不错。

咨询师：太好了。那就尝试放松而简单的生活。

G的人格特质中隐含强迫性人格特质，这缘于父母频繁的激烈冲突限制了其心智的发展，对人际关系保持警惕和防备，情绪易起伏，性格难以琢磨。这虽不妨碍他接触社会，但却缺乏理解和分担他人情绪的能力。

在此案中，母亲受到"不公正"的情感对待而出现强烈情感压抑，于是父母关系濒临破裂的冲击及母亲压抑的情绪状态，一并向G袭去。这是导致学龄前的他心灵受挫，少年期适应不良及青春期未能建立明确自我认同感的重要根源。

G的问题根本是发展问题，而仅仅通过药物治疗或电击治疗，除了让人迷失记忆和思维停滞外，只会造成一堆后遗症。对G来说，一开始就应把减药和断药作为重要目标，而前提是心理机能通过非药物疏导得到有效改善。

曼德拉曾说："当我走出囚室，走向自由的大门时，我已经清楚，自己若不能把痛苦和怨恨留在身后，那么，其实我仍在狱中。"一个人的光辉岁月并非没有痛苦、抱怨甚至仇恨，而是把所有的负面感受化成反思和振作，重新投入战斗！

第十二章　突破不安

近期 G 的父母非常积极参与他的咨询，这对咨询工作有很大帮助。我们从对情绪记录表的分析展开今天的咨询。

咨询师："周围发生的一些事情，比如在屠宰场，我会觉得猪太可怜了，人怎么是这样的呢！人真残忍。""虽然认为这种想法有问题，但我也不知该怎么办。过去认为我的想法是了不起的，因为我能看到别人看不到的。""在街上，看到穿着暴露的女性，会有一些性冲动。""如果这种冲动无法控制地朝向自己的亲人，怎么办？"探讨一下你的这些想法吧。

G：这些都是突发式的想法。

在前几次还为写字而苦恼的他，现在已完全突破写字的恐惧了，笔记井井有条。这使他多了一个很好的宣泄压抑的平台。

心理咨询中的共情至关重要，但共情不代表情绪的陷入，否则咨询师就会跟他的父母一样，关心他却总是手足无措。因此咨询师与来访者不能建立双重关系,因为多种关系的存在会使得其客观立场难以保持。

咨询师:"我现在什么都做不了,担心负面心理出现。第一,对父母及他人的不满会不会升级到对他们的伤害;第二,害怕欲望会变成罪恶。小时候,我靠看书、看电视转移自己的想法,不允许自己思考问题。"(对 G 母说)G 的思想非常丰富,从中读出怎样的感受?

G 母:不安感?

咨询师:是的,担心自己会伤害到别人,害怕欲望转变为罪恶。"我很害怕走路,担心走得有问题。腰是不是直的,脚是不是平足,走路会不会跟别人不一样。做任何事都带着焦虑。"能缓解吗?

G:能,但只是一时的缓解。

G 找到了一种转移负面情绪的方法,这必然有它的作用。在精神分析的二级获益立场来说,一级获益是指受困的心理冲突得到缓解,二级获益则是得到家人朋友的关心。咨询师确信,如果有更多良性的转移情绪办法,G 会变得更好。

咨询师:我们通过一些方式给自己短暂的安慰,但并不就此为止,而要寻找一个根本的解决途径,这需要学习和摸索,你觉得呢?

G 打断了我,提出自己最近深深地被一些想法所困扰,比如担心长期用一侧牙齿咬合会使得两边脸不均衡。他意识到自己应对这些恐惧的能力其实也有所改善,但很多闯入式思想仍然困扰着他。

咨询师:比如你喜欢历史,但人类历史上有那么多黑暗记忆。

那么,作为一个历史学家,你会认为如果某些历史划掉了就好了吗?

G:不会。

咨询师:恰恰因为这些黑暗,人才能更客观地生活,有更丰富的情感。你的过去就是你的历史,而过去让你受苦。做事前会有不安,因为曾经有过让你不安的事情,所以你现在做这件事情的时候,你做了预警。

G:在预期中害怕我自己做得不好。

咨询师:预期是一种判断?

G:对。

咨询师:那么判断靠什么?

G:经历。

咨询师:经历好还是不好?

G:不好。被灌输了不成功就会受到惩罚的教条。

咨询师:当下没有人来灌输你这些,而将过去被人灌输的东西又拿出来,是别人还是自己?

G:自己。

咨询师:对! 所以这意味着什么? 你认同了别人?

G:可以这么说。

咨询师:存在过的东西,你都要认同吗? 很多存在是不合理的。

G:外界的力量大于自己,我强迫自己。

咨询师:你现在和过去一样弱小吗?

G:我现在有自己的判断方式。

咨询师:你过去是被动的,而今天在审视自己的时候,要激发出一种力量,那就是说"不"的力量。如果别人又来说你腰不直,你会怎么说?

G:我还会感到很痛苦。

咨询师:为什么别人的话能如此影响你?

G:因为我在意他们,或有自己的需要。

咨询所:所以别人会让你按照他的方式去做,因为知道你有需要。

G:没错。

咨询师:有几种形式呢?

G:第一,他得指出我的问题。第二,他通过控制我来获得权威感和价值感。

咨询师:而你作为被控制者,压抑的就是你想做控制者的欲望。所以你就会痛苦,有反抗。你的控制欲没有实现,于是自尊心受挫。今天的问题都是自尊心的问题,是吗?

G:自尊心的问题,我感觉比以前好些了。

咨询师:你在提升中。做事之前如果还感觉不安,这是因为不安可以让你做事更小心谨慎。

G:我同意这个说法。

咨询师:你脑中闪现不安,这给你带来了什么?提醒或者阻碍,对吧?之后你就不去做了,于是……

G:就没有阻碍,没有痛苦。

咨询师:如果告诉你,做好以后肯定是对的,你还做吗?

G:是的。

咨询师:那么如果犯错会影响什么?你的形象?

G:对。

咨询师:形象会影响你的自尊。

G:对。

在引导下,G感悟到自己的犹豫不决和负面思维都来自于害怕自尊受损。咨询师采用的认知行为疗法,针对来访者的不合理信念进行辩论,使用苏格拉底的方法逐步启发。这样的过程耗时、反复,但来访者获得了开悟的机会,也让咨询师收获颇丰。

咨询师:人是为尊严而活的,而为了让自己获得更多尊重,你选择了避免犯错的模式。而你现在用的经验,是过去受伤害的经验。

G:但受伤害的经验不也可以叫"吃一堑长一智"吗?

咨询师:那么它们能让你坦然面对类似的伤害吗?

G:不行,还是会难受、害怕。

咨询师:那么有没有成功的经验呢?

G:有,但成功经验被痛苦掩盖了。

咨询师:我们现在很深入了。过去被压抑、被控制,他人给你带来压迫。

G:对。我认同了这些过去,才能成长。

咨询师:所以你要记住今天说的话。不安可以存在,但一定要突破过去的压抑和未来的不确定去做! 你认同吗?

G:我认同。

咨询师:很好,去做。

G:或许我将来可以写书,但立即担心自己做不好。不过我现在已会适当制止这个思路。

咨询师:你已经开始关注自己的想法并进行分析了。

G:还需要落实你建议的方法,但也担心这样去做之后什么也没得到。

G 理解了自己不安的来源,但一个念头又让他变得举步维艰。不过,他也因此有了即刻觉察和表达思绪的习惯,而我们立即就此展开分析,及时巩固探讨的成果。

咨询师:写书是一种文艺创作,也是一种力量的呈现,你怎么解释这种现象呢?

G:我想帮助别人,而且我的故事比较精彩。但真的行动却没这么容易。

咨询师:有时我们的想法反而会阻碍良好的行动。

G:我有不同看法。以前我完全不安,因为恐惧太大了。而现在我允许它存在,有时它会打倒我,但我也有权去享受这个快乐。

咨询师:你能享受快乐。那么快乐在哪里?

G:快乐在做的过程中。

心理疾病并不是想象得那么可怕,而掌握其中的规律,就完全能够摆脱心理困扰。1.解决心理困扰的方法胜过困扰本身,所以找到好的解决方法,大多数的心理困扰就一定能安全摆脱。2.理解症状本身胜过逃避症状,找到解释症状出现的准确理由并正视它,才能合理地处理它。3.有效的自我控制胜过寻医问药,找到合适的方法前要防范自我放纵或放弃的行为,待找到方法后坚持康复之道。4.积极的自我成长胜过纠结于曾经的困惑,恢复后要时刻预防和不断强化自我成长的新力量。

一个男人,32 岁以前一事无成,读了三个大学,没得到一个学位,换了十几家公司,老婆也离他而去。开始创业时只有 1200 美元,但他领导 Oracle 公司发展成世界第二大软件公司,2012 年福布斯富豪榜上排名第六。他是拉里·埃里森,世界最大数据库软件公司"甲骨文"的老板。坚持你的梦想,什么时候都不晚。

第十三章 挑战与坚持

长程式的心理咨询中,如果咨询师把每次咨询都当成一次新的咨询,那么每次都会有新的进展。随着进展不断延伸,咨询师必须把握好整体计划以及可能出现的变化,这样,咨询才不会偏离整体框架。此次咨询中,咨询师首先和 G 探讨了咨询的目标,并就"健康"概念进行探讨,以确定好转的标准。

咨询师:什么叫健康? 你的健康标准是什么?

G:不再害怕并能主导自我。

咨询师:不错,这是你的目标,而目标通过过程来达到。体会过程中的变化,从观察记录表中你可以看到其中的起伏,曲线是向上的,这就是健康的人生,在起伏中品味成长的滋味。

G:但向上的过程有点痛苦,中间有反复、想放弃。所以会感觉苦闷和抑郁,不知道该怎么办。

放弃本可以不成为心理负担,因为放弃本身也是一种轻松选择和自我保护。但如果自己又成了审查"放弃"罪责的法官,那么放弃就成为了负担,成了当下痛苦的理由。

咨询师:你最近放弃过什么吗?

G:最近不去爸爸公司了,其他一些小事也会放弃。

咨询师:原来你做得挺好的,我还想问你怎样表现得这么好呢。

G:我表现都是这样,但内心感觉一直很迷茫。

咨询师:总比无所事事好吧?

G:可能是好一些。

咨询师:你可能因为迷茫而痛苦,但我们也会因为有事做而欣慰。

G:但做事时,我会想到不开心的事。

咨询师:能先想到一些好的事吗?对自己说:"我挺好的,把好停留,随时出现。"

咨询师此时引导 G 采用自我正向对话的技术,看到曲线成长中升腾的自己,而不是总在低谷中冥思苦想。当目光能更多投注于美好,情绪就会更好,好情绪是引领内心健康的关键词。随后,咨询师观察到他的情绪有所低落,于是试探询问关于母亲的事。

咨询师:妈妈从外地回来了吗?

G:回来了。

咨询师:妈妈在和不在有区别吗?

G:说不清楚。你别生气,好像有强迫思维,看书时要乱想。

咨询师发现,在父亲陪伴时,G 会更加积极地去行动,正如他所说的"表现很好,内心迷茫";但母亲回来后,G 的状态就变成"内心迷茫依旧,表现也很低迷"。同时,他拒绝谈论其中的区别。这让咨询师联想到母亲的关键影响,而母亲长期的情绪低落和痛苦也已给 G 形成了强烈的条件反射。

G 的拒绝还表现在另一个"奇怪"现象上。曾经在母亲与咨询师探讨他的强迫症问题时,G 表现得非常消沉和无奈。此时,他却突然向咨询师提出他受"强迫"的困扰,并向咨询师提示"你别生气",这是一种"挑战"的信号。这正是来访者的"移情"反应,将咨询师当成了一个可以表达内心不满的对抗者。

咨询师:你原来并不提"强迫"二字,而你的抑郁比强迫更需要我们关注。我建议你积极一些地看待事物。

G:关于强迫,我觉得应该探讨或写些东西帮助自己。

咨询师:我们今天要重新探讨三个问题:健康的目标、妈妈的影响,以及强迫的问题。你觉得怎样?

G:可以。

咨询师:我和你一起探索和发现,寻找对你最有效的方法。你每发生一点好的变化,我们就把这些东西放大,然后坚持,而不好的我们就放弃。在和你接触的过程中,感觉你对母亲有明显的依赖,是吗?

G:是的,但这种依赖性对我来说是很大的矛盾。

咨询师:这种依赖性对你目前的突破可能会起限制作用,所以我希望母亲能意识到这一点。(对向 G 母)孩子可能曾经是你面对婚姻生活时坚强的支持,但是现在需要一点一点放手。

G 母:怎样放手呢?

咨询师:你在什么情况下对他影响最大呢?我指的是导致产

生负面情绪的影响。

G 母：焦虑和痛苦时。

咨询师：能否尽量不要让自己的坏心情影响孩子？他正在咨询的关键期，是否能让他保持良好的心情？

G：我觉得自己很多时候感到迷茫无力。

G 突然打断了咨询师与母亲的交流，似乎无法接受母亲的表达。咨询师此时也产生了困惑。

咨询师：最近有想过自杀吗？

G：……有，但实际上已经降低很多了。

咨询师：妈妈感觉呢？

G 母：有时也会表现得不稳定。

G：（再一次打断）后来稳定了一些。

咨询师：能保持多久？

G：挺长时间。

G 母：他调整能力现在挺强，进步非常大。

咨询师：每个人都会情绪低落，但健康人的自我调整能力更强，越健康的人自我调整速度也越快。我希望你具备自我调整能力，在觉察到情绪时，知道如何应对。

G：我现在的方式是，出现类似情况，就平静地接受，然后转移注意力。

G 母：他的进步让我觉得很高兴。

咨询师：我发现当母亲表达正面话语时，孩子就没有打断。

G 母：是的，在家里也是这样。

咨询师：在任何家庭中，母亲的角色对孩子来说都是最重要

174

的,孩子受制于母亲的情绪,其程度出乎你的意料。所以母亲要特别关注孩子的情绪表现,并以此调控自我的情感表达。

咨询师用直陈导引和心理教育的方法让母亲意识到正面与负面表达对G的不同影响。这类方法应重复使用,从而起到唤醒和改变的效果。

同时,对还未建立良好自我认同的人来说,"贴牌效应"是非常明显的。对G来说,他仍然困顿于"强迫症"的原因正是他被标签化了。他用强迫症的标准来对照自己的各种言行想法,于是就被"强迫"了。

咨询师:作为你的心理咨询师,我不能忽略你明显存在的抑郁症,而转向并不明显的强迫症。

G:我多年来只是吃药,从没摆脱痛苦,而现在至少可以有机会好转。你曾经让我把痛苦的情绪写出来,但是我不知道写的目的是什么,会带来怎样的变化。

咨询师:想法的记录表用来调整你的认知,记录下负面的想法和导致负面想法的原因。你把想法都写下来,于是能找到它们的根源,再对应地去处理掉,这叫"负面想法的正面化"。最终你的情绪会发生变化。

G:这方法也有过效果。但我已经痛苦了好多年。

咨询师:再顽固的思维也有改善的良机,不放弃就一定会有转机。

G:嗯,我认同。

在长期的抑郁过程中,失望感已把他折磨得精疲力竭。正如被绳索牢牢绑住时,从已经麻木的姿势换成另一种姿势,虽然仍不舒服,但却有相对舒服的一刻。这种间隙调整是来访者无奈下的另类抗争。咨询师除了正面客观地回应,更应共情和鼓励,让来访者看到希望。同时,面对来访者的挑战和质疑,咨询师更应洞悉、理解和坚持!

咨询师:现在每天运动多久?

G:有时会运动一下,但有时不想做。

咨询师:做事有一个适应的过程,而这个过程会激发你改变过去的一些习惯,所以会感觉到痛苦。

G:人生就是要承受痛苦,这样才有意义。痛苦的出现,是因为快乐,因为要快乐,才会有痛苦。

G没有坚持下去,既是意料之外,也属情理之中。而他能坦诚说出自己的想法,这让咨询师感到欣慰,并着手从正向的角度来帮他重新表达。

咨询师:我希望你能坚持,但是你不想忍受过程中的痛苦,我把这个理解为,如果能坚持突破这个痛苦,你就能见到快乐了。

G:是的。

咨询师:你过于顾及自己的体验,对产生的痛苦开始怀疑,所以就保持原来的姿态,而那是让你痛苦的姿态,根本性的痛苦。

G:我曾经也有过长时间的运动,但之后还是抑郁了。

咨询师:当时是每天运动吗?

G:每天都有一个半小时。

咨询师:如果当时的你和现在一样,痛苦时能及时向咨询师表达,按时来做探讨和疏导,有益的事物就能坚持下去,最终达成健康目标。

G:我会坚持运动的。

咨询师认为心理健康的人内心冲突较少,善于包容和理解。G内心的冲突除了症状方面,也在于对症状起伏之落差的冲突,对咨询师的正向移情与耐心渐失间的冲突。G 的冲突以隐性的挑战呈现,比如提示咨询师"你不要生气",并在已经假设咨询师会生气的情况下,依然进行表达。这种挑战,咨询师应及时察觉。

心理咨询是微缩化的人际关系,每个细节都有"意义"。一段长程而有效的咨询,除了症状本身的递减外,来访者的社会接触模式,也会有明显改善。

有人问什么是最好的心理咨询,其实,最好的心理医生是自己;最好的心理诊所是家庭;最好的药物是情感;最好的疗效是执着。好的心理咨询模式就是,把来访者内在强大的一面激发出来,与家庭成员间形成互赖机制,建立良好的情感支持系统,设定可持续的发展目标,并坚持不懈地去实现。

第十四章 家庭关系是准伤害

G 的日记里有这样的内容:

"家里毫无亲热之感,一片冰凉。有什么幸福? 没有,在餐厅吃喝时露出的笑脸、看相声时的笑就能证明幸福? 我不认为!

"这真是人间地狱,一边承受折磨,一边还赞美生活。如果有人认为是我的感受方式有问题,那就见鬼去吧! 我不承认自己有问题!

"我很冷,我心里很痛苦,这种感觉难道还需要遮盖吗?

"我内心想成为更高的人。这难道是错误的吗?

"很累,非常累,如同在雪地中身穿薄衣行走,不知何处是尽头。"

这是 G 对家庭关系的声泪控诉,日记承载着他的愤怒。家庭对他的爱和保护,他体验到的却是隔阂、抱怨和否定。

咨询师:看了你的日记,感觉很压抑,也能感受到你的愤怒。

G:现在冷伤害在夫妻之间很常见,他们之间对彼此的身份不认同。

咨询师:冷伤害? 你指的是冷暴力吧? 指的是什么身份?

G:我父亲成长的环境文化水平不高,妈妈一直觉得他没有文化。

咨询师:你母亲没有认同你父亲?

G:不认同父亲及他的家庭。

咨询师:妈妈的家庭状况好一些吧。

G:因为妈妈的祖上曾经是贵族。所以一直对我爸的身份有看法。

咨询师:这不是他的过失啊。

G:我爸也很有致富头脑,有自己的公司和经营方式。但是我妈不这么认为。

咨询师:你爸爸可承担了养家的重责啊!

G:是的,但是我妈很难改变自己的观念。

咨询师:你觉得出身的事个人能决定吗?

G:后来我开始理解有些问题不是他的错误,而是家庭冲突的结果。

G口中的"冷伤害"是一个过程词,也是结果词;而"冷暴力"主要是一个过程词。暴力不一定导致伤害,而伤害却已表示着某种后果。G的父母来自不同的家庭背景和文化环境,在这种格局下的结合,充满了难以融合的因素。

婚姻中很难说得清是非,但所有的冲突都源于各自的需求没有得到伸张,所有的裂痕都源于各自的尊严被对方践踏,所有的分

179

崩都源于不再为任何理由宽容对方。G父母的夫妻关系因为他们的孩子而留存,但这满足不了G成长所需的情感养分。抑郁症之所以是情感障碍,正因杯水车薪的爱意难解情感的匮乏。久而久之,这样的状态必然导致心理失衡。

咨询师:所以你承担了很多压力。你觉得能改善吗?

G:他们不认为要改善。

咨询师:你能建议他们共同来与我会面吗?

G:可以。我爸疯狂投入工作,我妈把一切希望都放在我身上,我的快乐就是她的快乐。妈妈始终像高贵的道德审判家,父亲有时表现得像一个粗鄙的农夫。我不知道怎么避免。

咨询师:你不希望他们离婚是吗?

弗洛伊德的人格结构论对人性的划分和辨别非常实用,家庭中一旦出现本我额外释放的情形,一定会相应出现超我的对质甚至拷问。当双方的自我无法达成协商时,那么本我就更为本我,而超我依然超我,各自在自我的狭缝中不再对话。而他们需要重新面对,因为这是一个家庭,他们无法逃避各自的职责。

G:当然不希望,这是不被接受的。

咨询师:不被谁接受?

G:基督!

咨询师:人类有邪念,也有灵性,如果能激发出更多的灵性,那么任何困惑都能迎刃而解。

G:人生啊!人心啊!我的父母是一个谜。

咨询师:我帮你来解读吧,你父亲就是典型的 X(物质)人,你妈妈是典型的 Y(精神)人。

G:不,他们是 X,我是 Y,他们之间出现的矛盾,而我却忍受了精神上的痛苦。

咨询师:影响到了你。

G:我想解决这个痛苦,作出一些改变。

咨询师:他们永远看到对方的错误,所以这时候引入第三方是很重要的。

G:这时我会情绪化了,跟我妈吵。但后来我也发现自己能对人产生善意的希望。

咨询师:很好。我们需要带着问题前进。回去请转告爸爸妈妈,请他们一起过来。

G:希望他们能来。

咨询师:对,一起改变。

这次咨询,G 主动说到了父母关系的问题,这是一个良好的开始。G 小时候,就感受到父母间紧张的气氛,被他们不和的关系所影响。但他确实希望两人的关系可以变得更好,也愿意付出自己的努力,所以咨询师鼓励他主动告诉父母自己的想法,这有助于他的恢复。

典型的神经症者一般的感情和欲望都有所衰退。他们有意识地体验到的感情是恐惧和愤怒,而这往往是别人击中其弱点时的反应。但是这种反应也可能被压抑下去。他们受强制性标准的影响过深,失去了决定方向的能力,丧失了舍弃的能力,更无法对自己负责。

第十五章　直面恐惧

G 的日记中这么写道:

"我一直说害怕别人……其实我害怕的是我自己。我心中除了自身以外,还有一位,那也是自己。如果把自身的颜色形容为蓝色,另外一位'自己'应该是红色。一方常会干涉另一方。现在,我已经有点累了。没有能力写下更多。不过,今天我再多一个朋友吧,就是我的心理师。那我就有三个朋友了。"

这是 G 深层次的自我分析,所有的害怕都是自我否定所产生的情绪体验。G 悟到自身有两个"我",一蓝一红此起彼伏,不时陷入彼此"干涉"的冲突状态。一个是规则、严谨和理性的"红我",一个是急躁、不满和情绪化的"蓝我",而 G 此时又把咨询师拉入了圈子,咨询师可能就是"中间我"的角色了,帮助 G 发展一个平衡的健康"自我"。

咨询师:你现在恐惧什么?

G：比如遇到磕磕碰碰的事情，就感觉非常恐惧，接着就抑郁。

咨询师：把恐惧的东西具象化，好不好？

G：做不好！你不行！然后我身体开始紧张，非常紧张。

咨询师：这是谁在说？

G：另一个自己。

咨询师：试试用另一个自己来对抗，说出你学习、运动的意义，把意义具体化，并且把能做好的理由具体化，而不是抽象和概括的。

G：学习的意义是可以成长；运动的意义是健康，可以克服懒惰。

咨询师：不错，再具体化一些，比如今天花多少时间读书，回顾读的内容。这样的流程开始会比较生硬，但一旦重复就容易成为良好的习惯。这时大脑就会进入自动模式，而很难陷入胡思乱想了。

许多莫名的恐惧可能来自于恐惧念头的源头——创伤性的阵痛式发难，也可能是人类与生俱来的自卑感在遇到困境时所设的防线。在处理恐惧的时候，不同的治疗模式有不同的切入角度。动力学派从源头开始治疗，而后现代的心理模式则很少溯及历史成因。

此案使用了多种治疗模式。比如此处使用直接给予法，并继而引导来访者寻找到最适合自己的方法，调整引发这类情绪的错误想法，从而真正帮助来访者。

咨询师：当然，恐惧毕竟是一种情绪，发生前没有先兆。所以无法规避的话，索性就让它存在着，直面它能给你带来什么。

G:我最害怕的是被抛弃。

咨询师:把眼睛闭上好吗,然后试着回答我,你最害怕被谁抛弃?

G:哎。

咨询师:叹气意味着什么呢?

G:感觉自己变小了似的。

咨询师:还有什么感觉?

G:压抑。

咨询师:害怕被谁抛弃?

G:父母!

咨询师:这害怕是小时候遗留下来的吧。

G:是的。

咨询师:什么时候才感到不被抛弃?

G:抱我的时候。

咨询师:现在紧抱住自己。感觉到被抱着的体验。然后呼吸,放松。现在什么感觉?

G:舒服一些。

咨询师:现在睁开眼回到当下。现在你几岁呢?

G:二十岁。

咨询师:害怕被抛弃的年龄是几岁?

G:五六岁。

咨询师:现在和五六岁时一样吗?

G:不一样。

咨询师:你现在拥有哪些本领?

G:独立生活了,有知识,有能力做想做的事……

咨询师：抱紧自己的时候更舒服还是放开后更舒服？

G：当然是放开后。

咨询师：能解释一下吗？

G：这代表我更向往自由了，而不是被控制着。

咨询师：那么五六岁时松手就是抛弃的话，现在还是吗？

G：现在松手就是自由了。

咨询师：那么，那时的抛弃对你现在又意味着什么呢？

G：意味着给自己自由！

咨询师：那么你还害怕被抛弃吗？能够在抛弃下生存就叫独立。你已具备独立生存的能力，更向往自由了，你还会为抛弃而恐惧吗？

G：不可能……（笑）

早年遗留的"观念"一定与当时的某些家庭冲突有关，产生于家庭的恐惧和创伤使 G 形成了"心结"，而他幸运地在咨询中找到了。

咨询师：你最恐惧的还是抛弃吗？

G：不是了，不然我就会失去自由。但最终我还会放弃自由，因为每个人还是需要找到一个家，需要与人交往、相互认同。

咨询师：你的思想延伸太美妙了。你开始主动放弃被"抱"，主动拒绝"被抛弃"的恐惧，主动追求自由，主动回归。你将从被造物转变成创造者。这个故事非常美妙吧。

G：而最终实现这个过程也需要被别人认同。

咨询师：你现在害怕不被认同了？

咨询师在这里抽离出"认同"，并假定他对认同的害怕，这是把咨询推向深入的关键点。

G:算是"小"的害怕。

咨询师:你希望被更多人认同是吗?

G:希望。

咨询师:你认同咨询师吗?

G:我觉得是一个完全不同的存在。

咨询师:请直接回答我,你认同咨询师吗?

G:我想认同。

咨询师在此时追问"认同",希望让 G 感受到他自己的态度。他的回答很坦诚,但其内在却是对自己信仰"不背离的承诺"。每个人都有自己的价值标准,遇到的事物与预设标准契合度越高,就越认同。每个人的认同阈限不同,而阈值的高低与每个人获得认同的可能性成反比,越容易被别人认同的人,其阈限值就低,也就更容易认同他人。

G 与咨询师的接触中,来访行为正常而且积极,透露出认同的信息。而在观念上,对认同的价值判断却很高。

咨询师:现在能获得你认同的人是谁?

G:耶稣基督。他真的活得很自由,最终也不害怕被人们所抛弃,一直坚持自我。

咨询师:因为他有独立的自我体系,能够时时刻刻拥有自己,所以不害怕被抛弃。

G:因为他有特殊能力?

咨询师:因为他有使命。使命就是人生目标,像我们的咨询目标一样。

186

G:如果空喊目标也没有用。

咨询师:所以得行动起来!耶稣是用苦行来践行他的使命的。这是一个积累的过程,遭到很多挑战和质疑。但他有没有放弃呢?

G:他没有放弃。

咨询师:为什么不放弃?是不是因为他对使命坚定不移?

G:是。

咨询师:有目标且坚信这个目标,就能让他不再害怕被抛弃。

G:另外我也害怕自己所信赖的人会有……

咨询师:瑕疵?

G:是的。瑕疵或不可告人的一些事,导致我的信任最终落空。

在此 G 呈现了内心最真实和深沉的东西。他害怕认同,不仅因为认同的艰难,而更因害怕收获的是失望。他潜意识中非常在意"认同",一个害怕受伤的"认同"。

咨询师:你对耶稣完全认同吗?

G:有时我也会有很多怀疑。

咨询师:或许你可以理性地进行认同,而不去崇拜。

G:但如何避免失望呢?

咨询师:如果看得浅,就容易被表面迷惑。为什么会对耶稣失望?

G:因为他太高高在上了。

咨询师:那么你怎么做可以离他近些?

此处咨询师把问题聚焦在 G 自身的改进上,引导他去行动,而不是杞人忧天。

G:我不知道该做什么。

咨询师：你应该知道该做什么。

在此咨询师把球踢还给了 G，他应该自己来回答。

G：去继续完成当下的目标。

咨询师：你的回答非常果断。需要改变的是自己。

G：认同不是不允许对方有瑕疵，而是认同正确的地方，反思其不足。

咨询师：你很会总结。那么你认同我吗？

G：当然认同。我不再担心认同的问题了。

本次咨询，咨询师从来访者感到害怕或恐惧的概念入手，用认知领悟的手法，层层推导，刺激 G 重新认识自我认知的偏颇，从而激发出新的感悟。心理咨询师不同于精神科医生，他们不使用药物作为治疗手段，而依赖咨询师的个人修为、职业素养来进行非药物干预。因此在西方发达国家，只有博士学位拥有者才有资格参与心理咨询师执照的获得。中国已经有大量的咨询师资格拥有者，也需要更多符合职业标准并具备良好综合素养的专业咨询师。

误解是人际交往的润滑剂,关系在此中得以亲近;误解也是关系的试金石,如果放任误解存在,则标志着关系已遭彻底破坏。煎熬忍耐或是彻底分开?

第十六章 澄清误解

今天 G 的状态比较好,想对自己的状态做个总结,于是咨询师决定使用自由联想的方式引导他表达内心的感受。自由联想法是弗洛伊德进行精神分析的主要方法之一,可让大脑神经得到充分放松和调节。大脑在自由联想时会变得异常活跃,摆脱具体事务,看到平时忽略的一面。从简单的生活场景,到印象深刻的熟睡场景,再到即将发病的时刻,咨询过程通过联结来访者不同的状态,来发挥良好的治疗作用。

咨询师从渐进放松开始,引导 G 进入放松状态。

咨询师:尽量让自己坐得舒服一些,不让身体有任何阻碍。保持放松。把注意力集中在脚趾间,十个脚趾头用力,很用力,吸气,放松。注意力集中在脚掌,掌心有一些发热。现在用力,脚掌心用力,用力,先深吸一口气,再吸,不要吐,再吸,现在慢慢呼出空气,让身体慢慢放松,完全放松,脚放松,非常好。注意力集中在脚踝和脚背,脚踝用力,很用力,深吸一口气,再吸,再吸,一下子放松。

注意力集中在小腿,两个小腿,腿肚,小腿骨。小腿用力,再用力,深吸一口气,再吸,呼气,放松,完全放松。注意力集中在膝盖,膝盖用力,很用力,吸气,放松,完全放松。注意力集中在大腿,大腿用力,肌肉绷紧,很紧,像铁块一样的,深吸一口气,再吸,用力,呼气并放松,完全放松。注意力集中在胯部、臀部,用力的时候提肛,吸气,再吸,放松,非常放松。注意力集中在腰部、腹部。用力,吸气,放松。注意力集中在胸口,肌肉绷紧,用力吸气,放松。注意力集中在两个手臂,拳头握紧,吸气,放松,很好。注意力集中在肩膀和背部,用力,吸气,放松。注意力集中在头颈,头颈用力,用力,吸气,放松。现在彻底放松,让自己很安静。完全地放下,没有什么东西放不下的。现在只剩下头部,只要完全地关注你两眉之间的额头。额头微微发麻,发热。现在你可以看到希望,希望是一个动词,一个追求美好和健康的行动。行动后,洋溢着希望、热情和幸福。看到自己未来的家庭,看到自己的太太和小孩;在自己的小庭院里种着花草树木;拥有自己的事业和关系良好的合作伙伴。未来都是希望。想象自己躺在海边,享受自然的恩赐,蓝色的大海,湛蓝的天空,白色的海鸥,白色的风帆,躺在沙滩上看着平静的海面,太阳照着你很温暖。你闻到了海的味道,听到了海的呼声,你的皮肤能感觉到沙滩上空气的湿度和温度。你的心很安静,现在把所有的感觉慢慢回收,只听到自己的呼吸声,没有什么压力,只要自己不放弃自己。你开始认同自己、喜欢自己,开始充满着雄心壮志。不再害怕别人的评价,不再脆弱,力量愈发强大。爱自己的所有,行为、家庭、环境,一切都可以认同,因为你已经有信心面对,一切都有合理的一面。自己没有错,更没有罪。去喜欢这一切,都是美好的安排。你已经完全放松了,完全放松了。

G：都快睡着了，很放松。

咨询师：你喜欢这样的放松引导吗？给自己现在的状态打个分吧。

G：240分。

咨询师：满分多少？

G：100分。

咨询师：你很幽默。满分100分为标准，给咨询师打个分。

G：170分。

咨询师：你太可爱了，加分是吧？

G：300分。

咨询师：300分，起伏不定？为什么？

G：因为我还没有绝对了解你。

咨询师：对人的了解是相对的。但我还是希望知道怎样才能让你绝对了解呢？

G：我对人总是会有担心。

咨询师：因为我没有"绝对"认可你？

G：可以做到吗？好像挺难的。

咨询师：我们试试相对认可好吗？起码我们在意识到对方的时候，是予以肯定的，同时有什么不妥，也可以表达出来。你觉得这样的相对认可模式好吗？

G：我赞同。

咨访关系是一种特殊的人际关系，在其中会探讨来访者所处的各种关系，而咨询当中心理师会给予共情，进行各类角色的传递。当G在倾诉对父母关系的不满时，咨询师就成了倾听他的"父母"，这是在移情反应下的一种角色变换。咨询师可以保持中立和平静,也可能对来访者反移情,比如介入自己的主观态度。反移情会限制咨询师对来访者自身问题的关注,成为心理咨询访谈的阻碍。

G:我更关注事物的进行过程。这样才是有意义的生活。

咨询师:你说得非常好。

G:我开始认同自己,心中萌发快乐。

咨询师:或许你已经好转了。这种感觉曾经有过吗?

G:很少。感觉没有抑郁了,或许还有些焦虑。

咨询师:焦虑的反应能说一下吗?

G:比如我翻阅图书,心里就会产生一个念头:"速读有利于我。"就像有人在和我说话。

咨询师:有声音吗?

G:不是声音。我知道你指的是幻觉,但我只是脑中偶然想到。怎么解决呢?

G 一个人时感觉有人跟他说话,咨询师的第一反应是澄清它是否为幻听。幻听是听觉器官的虚幻知觉,多见于精神分裂症。抑郁症患者也会出现幻听或妄想的情况,有可能是 G 的情况有新的变化,咨询师不能放过这个细节。

咨询师:这是可以调整的。哪些事情导致你焦虑?

G:有时我会对学校发生的一些经历产生莫名的焦虑。

咨询师:能具体说一下吗?比如:"我有一件事……的记忆,现在经历这件事,我会……"

G:我有一段关于学校里进行速记训练的记忆,现在经历这件事,我会认真面对,争取做得更好。

咨询师：很有自信。你现在想到这件事时的焦虑程度还有多少？

G：现在想来若有若无，好多了。

人的心理活动受制于当下的刺激、前瞻性假设及过去的记忆。记忆可能是完整的，也可能是碎片式的，它们在大脑中形成对事物的规律性判断，于是成为经验。人的心理问题相当一部分来源于过去的负面经验。这些经验对过去的"自我"来说是一种威胁，于是通过将过去的故事放置到当下，唤起受挫者的信心和勇气，扭转创伤心理。

G：通过爱自己的方式爱别人，每天写一些感谢的东西，比如感谢父母。

咨询师：你的确让我感觉到莫大的进步。

G 的日记中有这么一篇内容：

"起因：打完电话后，对方留下声音。我好像听到对方在挂电话之前说了一句'胆子小'。接着我联想到他是不是在说我。那句话代表他私底里取笑我，背叛我，人人都有背后一套……"

咨询师：对方的声音是指谁？

G：是你的声音。

在上次临时电话咨询后，咨询师没有及时挂掉电话，因而给 G 造成了误解。G 已经能够在日记上抒发困惑，而不是一味压抑自己。对此，咨询师将及时予以解释。咨访关系出现问题并不可怕，可怕的是咨询师没有察觉来访者的忍耐，或发现问题后没有恰当澄清。

咨询师：当时我正好在散步，接到你的临时电话。还没挂断电话时,邻居家的狗经过,我逗了一下它,那狗就撒腿逃了。于是我就说"这狗胆子这么小"。没想到这句话给你造成了困扰。

G:没想到您也有这么淘气的一面。

咨询师:我生活中特别喜欢小动物。

G:是我敏感了。

咨询师:今天回去可以重新补录,把这篇日记完成了。

在当天咨询后的日记里,G 写下这么一段话:"其实不是那样的,事情的真相意外简单,为我复杂的心情带来一丝快乐,发现了世界的单纯和可爱。"

这是温暖而感人的文字,出自一个受抑郁症七年困扰、长期不快乐的孩子笔下,他的心细腻而柔和,过去的经历是他的枷锁,而对未来的他来说,曾经的一切又将是飞腾的动力。起步已经开始了。

努力在自己身上寻找"差别",比如这样做或不这样做的不同,努力达成或放弃会有什么不同,信任或怀疑会有什么区别。发现自身的"差别"是促进行动和改变的杠杆。

第十七章　联想的魅力

G 的作业中这样记录自我调整:

"11:20:在写外语;情绪:焦虑35分、恐惧45分;思维活动:害怕被别人说字不好而被迫屈服;自我调整:不管怎样,我满足于专注眼前的学习,人不必追求十全十美,不要因无意义的担忧而破坏了现在的计划。"

另一篇日记这样记载:

"看完了《丑陋的中国人》,很感慨。中国的一些'无序和杂乱',很像是我家。而改变多多少少也带一些痛苦。"

这两篇文字突出了"改变"一词,G"无序和杂乱"的内心正在萌发健康的新芽。他终于开始关注当下和改变,开始表达他独到的审美意识。而咨询不会在这里停止,仍有大量工作需要继续面对。

咨询师:你认为"人不必追求十全十美"。

G:我都忘了。

咨询师：如果能摆脱完美主义，人就不会强迫了。

G：我现在很少强迫，而是在有规律地生活。

咨询师：能具体说说吗？

G：比如昨天九点半睡觉，今天八点醒来。

咨询师：一觉到天亮？

G：中途醒过一次。八点起来遛狗后脑袋有点发麻，陷入一种非常空的状态，不知道应该干什么好。以前每次心情很不好的时候，常常觉得脑子不知道怎么回事，之后就常常会莫名晕倒。

G似乎无法清晰地描述这种状态，咨询师决定让他找回当时的状态来分析。咨询室中的模拟环境与当时一样，而他此刻身边有可以依靠的力量——咨询师。

咨询师：现在就这样舒服地躺着，回想那种发空的状态。不要通过语言，因为语言有时会给自己错误的判断。让自己回归真实，回到当时的场景，除了听到咨询师的引导外，其他的场景都一模一样。现在，回想记忆最深刻的一首乐曲，它的节奏和旋律，感觉声音在你耳畔慢慢响起，越来越清晰。想象作曲家想表达的意境和思想，尝试让自己和音乐做一个链接，它代表了你的哪一种心情？如果已经想好了，就睁开眼睛。什么乐曲？

G：我觉得是舒伯特的《鳟鱼》。

咨询师：舒伯特想表达什么？

G：放松、愉悦和欢快。

舒伯特创作《鳟鱼五重奏》时的年龄和G正好一样。音乐中抒情、甜美和乐观的音符与G的内心世界相契合。人类总在寻找着相似的事物，因为想证明自己并不孤单。将G引入舒伯特式的情境时,他就渐渐打破了负面的感知,而正向觉悟在其内心渐起。

咨询师:他想表达一种放松的意境?

G:是的,或者说是愉悦感。

咨询师:很好!《鳟鱼》在耳旁响起,什么感觉?

G:放松的。

咨询师:把放松时的自动化思维表达出来。

G:想让自己放松和平静。

咨询师:保持放松和平静,让自己的思维之门打开,感觉到潜意识的精灵探出头,有某种想表达的内容。

G:感受到了一点紧张。我一直跟某种莫名的东西在对抗。

咨询师:一个东西?

G:我的大脑。感觉是我的大脑出了问题,有点失控。

咨询师:你想管理它,却管理不了。此时让它充分自由,因为现在是自由的,它累了自然会回来。现在继续保持安静,体验身体的放松。用渐进放松法让自己的身体每个部位都放松;让大脑完全沉静下来。此时非常安静,你的理性已经悄然回归。现在去看我说的东西。比如在蓝天下的一片白云,一架银色的飞机穿过,飞机里坐着一个人,他在驾驶飞机,在蓝天和云端穿行。下面由你来把这个故事说下去。

G:我看到一架二战时候的飞机,有一些金属味,空间不是很大,有一些声音,一直在开着,脚底发凉。驾驶员带着烦躁或不愉快的心情驾驶着飞机,想要去做一些其他的事,比如喝茶,看漫画,但是必须要开飞机,所以不得不放弃其他想做的事。

自由联想的内容从来不是毫无意义的。G 的描述投射出了自

197

己的情绪。飞机驾驶员的全部注意力应当放在航行上,然而 G 所描述的驾驶员,他的航行是别人强加的使命,反而让他远离了自己的自由。

咨询师:想象自己开着飞机,静静地想象。往下看是一片大海,岛屿零星散布在海面上,你往下开,贴着大海开,可以欣赏到岛上的景色,你看到了什么?你放低速度,贴着海滩,可以看清楚岛上的东西,有动植物。有没有看到人?

G:看到了。

咨询师:他们是什么人?

G:整个海的颜色有点杂乱。岛也没有规律。那些人像我的父母,还有一些工人,感觉面孔杂乱而无生机。

咨询师:他们看到你开着飞机,露出什么表情?

G:没什么表情。

咨询师:你感觉他们是什么心情?

G:绝望的感觉。

咨询师:他们生活状态是怎样的?

G:很麻木。

咨询师:你想不想与他们交流,或者做些什么?

G:我很矛盾,感觉很累。

咨询师:他们为什么在这里?

G:囚禁!

咨询师:如果他们见到你,会怎样?

G:会稍微开心一些。

咨询师:那要不要把飞机停下去和他们见面?

G:我只想干脆撞上去。

咨询师：撞上去？

G：一切都结束了，就是这样。

一切飞翔的物体都可以更自由地承载想象，而飞机因为包有金属外壳，所以更有安全感和可操作感。在联想前，咨询师预设了一些场景，引导 G 将故事延续下去。他看到的东西杂乱、无生气、麻木，这些恰恰是他用来形容家人的词。

想撞到岛上显示了 G 抱着"同归于尽"的对抗倾向，还有"我以我血荐轩辕"的气概。但他的对抗虽然有力，却是没有应对之策的无奈行为。他需要一个与家人之间冲突的缓冲地带。

咨询师：撞下去就没故事了，噩梦停了，希望也灭了。还有更好的主意吗？

G：小岛边上还有一个更大的岛，我停在了那个岛上。

咨询师：这个岛什么样？

G：平和，安静。

咨询师：岛上有人吗？

G：有人声，但还没看见。

咨询师：下面你想干什么？

G：一边体验快乐，一边找到自己的方向。

咨询师：会想和另一个岛上的人建立联系吗？

G：我在岛上建一个房子，生活稳定后把他们接过来。

咨询师：再做些什么？

G：建房子，周围的环境还是……或许还是沼泽地好。我希望父母心情会好一些。

咨询师：你自己在劳动？

G：有朋友帮我一起做。

咨询师：哪些朋友？

G：您、我的妻子，还有我的孩子。

　　更大的岛、建房子、接父母过来、沼泽、咨询师、妻子和自己的孩子。这些图像展现出一幅充满希望的生活画卷。这是G的理想国。更大的岛是超越和挑战成功后的成果；房子和父母是G与原生家庭无法切断的粘连和依赖感；沼泽是内心薄弱的防护；咨询师是新的依赖，也是触角延伸到家庭以外的社会需要；妻子和孩子是G的本能欲望萌动的象征。

　　这一切都显示，G潜意识中的不满和对抗，已经在意识层面过滤成一股创造和改变的力量。他还是那样需要被保护，但已经为向成熟迈出决定性的一步做着准备。

　　咨询师：很好的生活格局，能走向你的朋友们吗？

　　G：不，我要调整一下。感觉脚下有个坑，绳子就这么绑着我。

　　咨询师：绳子捆住你哪里？

　　G：右脚。

　　咨询师：现在怎么办？

　　G：挣脱不了。

　　咨询师：那就不要挣脱，完全放松松你的右脚。现在绳子还捆住你吗？

　　G：隐约捆住。

　　咨询师：只捆住右脚吗？

　　G：是的。

　　咨询师：左脚受影响吗？

G：没有。

咨询师：请左脚往前跨，拖动被捆的右脚。

G：可以走了。

咨询师：绳子呢？

G：还在右脚上，但并不影响走路。

咨询师：现在的心情怎样？

G：解脱后的轻松感。

咨询师：舒服不舒服，主要看能否自由地活动。你身上有很多的枷锁，但可以让它们存在的同时继续你该做的事。现在最想做什么？

G：看一些书，随便走走。

咨询师：能介绍一下你未来的家人吗？

G：……岛上的人在生气，这让我觉得痛苦。

人在遇到困难时，容易出现"自欺"的幻象，正如"杯弓蛇影"一般。G在联想中看到捆住右脚的绳子就以为不能前行，其实这并不影响走路。我们可以带着问题前行，不需要停滞不前地执着于问题本身，因为前行本身也是解脱问题的重要方式。G拒绝触及"未来"的"家人"，因为"现实"中还有太多令他痛苦的事。抑郁的人，往往既容易远离他人，也容易将自己视为世界的中心。周围人的一切情绪好似都与他有关，他使自己成为"众矢之的"，这也是一种孤独的自恋。

咨询师此时带领G从联想回到现实。

G：接触社会后，我看到了平时看不到的东西。我觉得人生应该富有挑战和希望。

咨询师：能说得更清晰一些吗？

G：还有很多不清楚的事,于是对有些事不看不管,麻痹自己的神经。他们欢笑的时候我欢笑不起来。父母没认识到家庭关系的重要性,出了问题他们不去解决。

咨询师：你想改变,是吗？

G：想改变,但是没能力。

咨询师：你觉得怎样才能改变他们？

G：不知道。我觉得有一个过程。

G 对未来的联想无法回避家庭的牵绊,他一旦在改变的道路上迈开脚步,就开始了迟疑。他不确定自己的努力是否有用,不确定对父母的关系是否有利。如果父母的态度不改善,G 就会一直沉浸在这种"亲情眷恋"中。任何父母如果希望孩子坚强和独立,就应该表现出良好的家庭关系,这将促成孩子渴望亲手营造类似的家庭王国。当然,如果希望孩子快快逃离这个家庭的话,就不断逼迫和压制吧。如果希望孩子永远被自己牵制,那么就用厚重的枷锁缠绕住他,并美其名曰为"爱"。如果希望孩子因害怕和恐惧而不敢踏入社会寻找自我价值,那就让孩子生活在关系不良的阴影中。

G 的善良就在于,他有良好的自我成长和改变意识,但并不确认父母能否像自己希望的那样也作出改变。

咨询师：你有没有看到他们在改善？你可以尝试用发展的眼光看自己,不是静止的,更不是回放的。你注视的焦点可能需要转变和调整。

G：我想问我该怎么办？如果还像过去一样怎么办？

咨询师:你可以回顾这一段时间走过的路,感受每一个成长每一个进步。

G:我能自然地写字,独自出门,调整作息,早上醒来很少再痛苦异常,甚至很少八点后起床,自杀念头很少出现,和父母的交流也比较稳定了。

咨询师:非常好。你可以思考一下,是做了什么而达到这样大的变化,然后再重复去行动。我们的人生需要记住好的经验。

G:接下来我还会继续努力。

咨询师:学会接受过去,于是才能找到自己。我给快乐的定义就是有希望!快乐不仅是你想得到的最终结果,也是一个在追求希望的奋斗过程,而不后悔也是希望的一个重要标准。

G:我明白,但我父母都是冷的,我能感觉到。

咨询师:你吃过冰激凌么?

G:当然吃过。

咨询师:嗯,那冰冻的感觉,沁人肺腑,然后呢?

G:融化了。

咨询师:味道不错吧?

G:我明白了。他们是我的父母,是爱我的,就像美味的冰激凌,虽然是冷的,但我却可以去融化他们。

咨询师:你的思维被激活了,你父母知道你这样的解释会非常高兴。

G:但在实际行动中,我有时还是感觉匮乏和不自信,总想着要让快乐保持是不可能的。

咨询师:那么我们下次就探讨情绪的话题,你还得认真记录情绪感受清单好吗?下次我们共同来作分析。

咨询师努力将 G 从质疑中拉出来,用积极心理学的模式,让他看到自己的改变,这比任何深邃的理论都更为有效。而在实际的技术运用中,咨询师运用抽象思维技术,扩展 G 的想象空间,开拓各种可能,而非聚焦在一个错误的认识上。

人的"专注"是心理疾病的克星。哈佛大学心理实验室研究证实,人们46.9%时间都在胡思乱想,而这段时间最不快乐。所以,遵从快乐的规律,专注和投入地去完成一件事,这会令你获得满足和成就。

第十八章 专注与信任

在本次咨询前,咨询师去 G 家中进行了唯一一次家访治疗,那天是 G 自咨询以来最严重的一次情绪发作,叫嚷着要跳楼自杀。父母在紧急情况下约了咨询师进行危机干预。

咨询师:你一定有很多痛苦,但没有什么痛苦是不能面对的。能和我说说吗?

G:我很矛盾,很痛苦,不知道该怎么办。

咨询师:我看得出来你很痛苦,这是由矛盾导致的吗? 能和我说说是什么矛盾吗? 我们一起来想办法应对。

G:很迷茫,不知道该怎么办,包括对你,我不知道该怎么相信。

咨询师:产生了信任危机吗?

G:也不是,但我不想多说什么。

咨询师:打开矛盾的锁就会舒服一些,这些你是有经验的是吗?

G：是。其实，我也想过告诉你，但我妈觉得没必要。

咨询师：那你需要妈妈的同意再说吗？

G：我真的很痛苦，这已经影响到我的治疗。我其实不止你一个咨询师。

咨询师：同时的还是历次的？

G：是正在进行的。

咨询师：另外还有一个心理咨询师？

G：不是一个，还有两个。

咨询师：他们咨询的形式和方向和我一样吗？

G：不一样，甚至完全相反。比如一个咨询师让我在遇到问题时重复地说：对不起、请原谅、谢谢你、我爱你，我越说越自责。另一个咨询师天天让我练"内观"打坐，说这样可以治疗强迫症。这让我不知道该怎么办。

咨询师：是的，我能理解你现在的感受，你觉得有所帮助吗？

G：当时会有帮助，但之后就容易产生矛盾。

咨询师：你觉得该如何面对这样的痛苦局面呢？

G：都是我父母帮我找的，我不知道怎么选择。

咨询师：我可以给你一个建议吗？你可能一个阶段需要一个咨询师，而不是几个咨询师。如果有必要同时由多个咨询师进行咨询，可能也需要咨询师间进行密切的配合和交流。你觉得呢？

G：我觉得应该是这样的。

咨询师：我和你父母谈谈好吗？

在任何求助状态下，如果就同一个问题向不同咨询师分别寻求帮助，往往会产生严重的冲突。冲突可能是治疗手法上的，更可能是理念上的。一旦过程中产生了明显的矛盾，就会让来访者异常迷茫而不知所措,严重影响到健康的进程,甚至加重心理障碍的程度。信任一个咨询师并坚持按设置完成咨询,这样的效果是非常明显的。因为非药物咨询的重要基础是建立在信任和同盟关系上的。对心理咨询师来说,良好的仪态、背景、学识,以及舒适的环境、标准的流程、严谨的设置,都是获得来访者信任的重要环节。

咨询师与 G 的父母做了交流,并严格设置了咨询规则,以协议的形式确定了在本案的咨询阶段中不再参与其他治疗。这次协商的最大意义,在于 G 与咨询师的良好同盟关系正式确立,这对后续咨询的进展有良好意义。

咨询师把与父母商议的结果告诉了 G,G 显得非常轻松,让咨询师坐在他床边,拿出一本日记本给咨询师。

咨询师:这是新的日记本?

G:是你从来没看过的。

咨询师:这是读书笔记?

G:嗯,关于《三十年战争史》。

G 的日记中有这样的一段记载:

"刚读完席勒的《三十年战争史》……心中的红女士和蓝先生发出欣慰的声音,而我为能读完而感到高兴。"

在咨询中,咨询师发现 G 除了对宗教热衷,同时也是历史爱好者。他对席勒表现出浓厚的兴趣,通读了《三十年战争史》,并认真做了丰富的阅读笔记。G 对席勒的欣赏,引起了咨询师的注意,于是借用这些话题与 G 展开探讨,进入他丰富的认知世界,寻找引导的途径。

咨询师:你自己总结的吗?"宗教改革使众多问题的种子发

芽,利益、自由、信仰、权利……最终这些问题出现在人们面前。"

G:是的,各种改革都会有这些问题。

咨询师:你这里画的图怎么理解?

G:所有的战争参与者都会假借共同的名义"理性、正义、美德和自由",但战争的本质却是"狭窄的利益至上思想,对于善的侮辱以及民族为利益而分裂"。

咨询师:你的概括能力很强!

G:我觉得席勒很伟大,能突破民族主义者的局限,选择自由和博爱。

咨询师:而要做到他那样,看来得去一个山清水秀的地方,沉下心来创作。

G:我却觉得好的见地应该是在不断和人交往的过程中产生的。

包括 G 在内的所有心理困惑者,他们困于情绪的暂时失调中,而内心则拥有对世界良好的认知期待。G 的内心世界如此庞大。其中流露出的认知水平印证了心理咨询中的一个假设,即心理障碍是因为在现实中没有获得满足后无意识地呈现"失常"而压抑"正常"的过程,以"失常"来弥补本能中未释放的"快乐"。

咨询师:"为自身的利益,牺牲民族,甚至无视自身道德良心的可耻行为,充满着整个三十年战争。"这是你的总结吗?

G:是的。抑郁的时候我就会阅读,希望解开抑郁的结,后来发现根本不行。可能因为我不能专注于一件事,总被情绪所扰。与进行咨询一样,某些痛苦总因为自己不能专注一个方向而反复存在,在后面的咨询中,我会全身心地跟随您的治疗。

来访者对咨询师的信任是建立咨访关系的关键,而获得信任的技术除了建立共情、同感、理解机制外,重要的还有真诚、投入和专业。只有这六项结合良好,才能给来访者带来足够的安全感,并在安全感达到一定程度时形成对外界的接纳。本次咨询中,咨询师从专业角度与 G 的父母阐明了对孩子怎样才是最有效的,而 G 突破了梗在他内心的"不专注"之结。在咨询师离开的时候,G 告诉大家,他已经感觉轻松多了。

人生交响曲的指挥棒一旦交由情绪掌控,虽不乏创意和亮点,但也必然杂乱无章。因为冲突会将创意和亮点毁灭。若由理性走上指挥台,那么这首交响曲将成为美妙的音乐。理性就是遵从事物发展内在的规律。

第十九章　回归理性之路

来访者在获得咨询师理解和认同的基础上作出改善,G 也不例外。他的思想、认识和生活情趣在咨询师的认同过程中,发生着潜移默化的改变。除了和他建立共同语言,咨询师也希望能传递一些生活的活力给 G。

此次咨询伊始,咨询师提议 G 唱一首他喜欢的歌。G 唱起了《哈利路亚》,咨询师与 G 共同唱了起来。

G:这是亨德尔歌剧《弥赛亚》中的合唱曲。这首歌被称为"天国的国歌"。曲风严谨、有权威性。

咨询师:看来你今天的情绪不错。这是一首能激发感情、振奋精神的歌。你最近情况怎样?

G:还行,但我不能按照固定的顺序去做事情。有空的时候,我挑选自己最想做的事。运动、遛狗、看书。如果说昨天有什么遗憾的话,就是没有洗碗。

咨询师:这对你来说意味着什么?

G:没有完成当天的目标。

咨询师:你自己怎么认为呢?

G:不够完美。

咨询师:如果昨天把碗洗掉就觉得完美了是吗?

G:是的。

咨询师:那这样的完美今天能做到么?

G:今天上午我在家洗碗了。这个任务算完成了。

咨询师:太好了! 看来提前完成任务是一个好办法。

不管目标有多大,设定的目标没有完成都会出现各种负面情绪。发现此种负面情绪下涌动的核心想法,然后给出一个反驳的理由,明白不值得因此"惩罚"自己。而惩罚的目的只有两个,一是警告自己不要再犯,二是做好惩罚后的自我原谅,这些会在大脑中形成自动化负面情绪反应,从而令自己逐渐产生厌倦,导致效率降低。

G:现在,就算抑郁情绪出现,我也还是该做什么就做什么,这样反而不会有太多痛苦。

咨询师:这样非常好。

G:从我第一次感受抑郁情绪带来的痛苦后,每次我都想解决,但却无力解决。现在,当恐惧感来临,我就不去理会它。这样就挡住了问题对我多米诺骨牌般的影响。

咨询师:你的感悟非常正常,认知和情绪状态都已经有了很大的提升啊。

通过咨询,G领悟到"带着问题成长""与症状携手共进"以及

"关注当下就是忘却过去"的美好心境,而这也是心理问题和障碍解决的重要途径。

"带着问题成长"及"与症状携手共进"的理念是对完美主义的决定性挑战。这个挑战只有一个结果,必胜无疑。"完美主义"本身就是人类思维的一个局限。认识并允许问题的存在,是一种接纳。接纳并不是允许问题的再现,而是对彼时问题的理解,因此才会减少冲突。完美主义是锱铢必较下的"恶之花"。带着问题成长的合理之处,正是维纳斯的断臂永远无法修复的真正理由。每个人都有自己的历史,并非完美成就了我们,而正是所有的问题促使我们不断前行和成长。

同样,来访者的症状时刻占据着自己的注意力,久而久之陷入习惯性的"我是一个病人"的思维定式,而解决的途径之一就是把自己放到"已经摆脱了困难"的假设中来生活。在正常的生活环境中处理自己的问题,带着问题,不自卑、不隔离,活在当下。

G:最近看了您推荐的书,渐渐知道我对家里有哪些需求了。

咨询师:能和我分享一下吗?

G:希望多一些人性。

咨询师:你怎么理解家和人性这两个概念呢?

G:家是两个人,一男一女加一个孩子。这三者应该都有独立的想法,也尊重别人的想法。

咨询师:(在纸上写了一个"家"字)你看"家"这个汉字的写法,能解读其中的象形意义吗?

G:在一个房子里,养着一头"猪"。

咨询师:这是我们传统对"家"最朴素的理解。家庭延续至今,虽然融入了更多的礼教和富有时代特色的内容,但家庭首先还是作为一个经济体存在,丰衣足食的日子是幸福的基础。你觉得呢?

G:这不是真的像"猪"了吗?

咨询师:人是更高级的动物,对家有了"丰衣足食"的理解后,家还有其他功能,比如政治联姻、家族联姻等。而这些功能化的东西,可能会削弱家庭的幸福感。你前面所说的"充满人性",就是在婚姻中希望追求个人的幸福感。

G:你分析得有道理。我父母的婚姻可能正是某种功能化的结果。所以他们在一起不能正常地好好相处。

咨询师:而你应该分析这些原因,哪些属于他们自身,哪些属于特定历史。这些可以帮助你理解这个家,理解父母。

来访者有时会陷入早年的问题无法自拔,将这些问题与他自己分离是非常重要的。而第二步就需要将来访者感到痛苦的故事重新建构,挖掘出可以理解和原谅的元素来进行强化刺激,让他重新理解历史,重建对过去的情感链接,而非一味地否定和指责。

而正当咨询师想继续探讨这个话题时,G产生了阻抗,主动把话题转向对亲戚们生活态度的不认同。因此,咨询师决定从另外一个角度重新切入咨询主题,开始新的对话。

G:但有些问题很难原谅。

咨询师:那些问题和你的心理问题关联性大吗?

G:有关系。

咨询师:一般来说,心理问题来源于这几个方面:遗传器质性因素,不良家庭关系,社会活动的创伤和挫折,以及由个性造成的在成长中不断堆积的烦恼。你来排个序吧?

G:4、2、3、1。

咨询师:你想先探讨哪一个?

G:老师,还有朋友的缺乏,这应该是第5个。这一点我太羡慕席勒了。他有自己的好朋友歌德,能相互理解,而他们的墓地最终放在一起。所以,席勒一生虽然不长,但他应该是满足的。

咨询师:我同意有朋友会让人快乐。

G:席勒也有过思想痛苦的时期,但马上遇到了一些知己,作品得到人们的共鸣,我觉得这对他的人生很有帮助。

咨询师:这是一种建立在理性和支持上的快乐。虽然快乐是一种情绪感受,但对于理性的人来说,它也存在于思想的光芒中。而朋友就是光芒的折射镜、价值的传播者。

G:所以朋友很重要,而我却因为缺少朋友而长时间陷入情绪里而无法自拔。

咨询师:现在呢?

G:现在更快乐、温暖一些。

来访者的阻抗除了是对"改变本身的拒绝",也是对咨询师询问方向的一种"纠正"或"提示"。当咨询师提出四点原因让 G 选择时,G 突然提出了"朋友"的概念。缺少朋友不是问题的原因,恰恰是问题的结果,而这也不妨碍其成为来访者表达当下感受的通道。

咨询师:在这五个方面你觉得有什么变化?

G:在当前的情况下,我要和"思想"做朋友,这样才能远离害怕和孤独。老师也是我的朋友,在你这里我获得舒服的谈话和支持。

咨询师:看来你认识到思想和心理问题也有很大关联。

G：您原来说过，心理活动其实就是大脑活动的反映。

咨询师：如果思想是一个圆球，那你现在头脑中，经过思考的思想、不合理的思想、自我否定的思想、卑劣的思想各占多少？

G：非理性的思想在我最痛苦的时候是70%，但现在我觉得理性是60%。

咨询师：非理性的思想是导致你抑郁的罪魁祸首，而现在它们已经变少了，但还有40%。

G：那就再把它拉下来。

咨询师：你能认识到这些很了不起！今天我们把非理性和理性做了区分。所以我们前面所探讨的五个方面，都可以用理性和非理性的两个角度来解释。

G：是的，所以理性、美德、自由和正义，理性在最上面。我现在能概括这些问题，觉得很快乐。

咨询师：我们把你今天的感受固定下来，保持60%的理性，甚至继续往上升。

G：我要认真分析自己的情绪，从不同情绪中找到根源，分辨它们的真假。有些想法太绝对了，需要调整。这就是理性化的过程吧。

咨询师：你总结得很专业。遇到困惑时，只想事情的本身，这样容易让自己专注地进行处理，而不要对他人和自己产生不良评判，因为一旦涉及人，往往会把问题变得更复杂。

G：这会减少很多痛苦。

咨询师：是否也可以这么对待家人？

G：我争取做到。

咨询师："争取"是一种克制，你得先从观念中认识到这样做的真正好处。如果对事不对人地进行处理，家人"很难被原谅"的情况可以得以改观吗？

G：很难说清楚，或许可以做到。

咨询师：如果针对人，就会带上感情色彩，反而消减了改善的信心。

G：是的。毕竟还有一句话叫"事在人为"。

当事情与人结合在一起，成功时，人们更容易关注这件事是否太容易；失败时，则更关注做事的人是否太无能。这是人类自卑本性的投射反应。"对事不对人"的理念一直高悬头顶，但真正做起来却如此艰难。除了人性限制以外，还应找到"对事优先"的思维模式。比如一件事做砸了，便反思"这件事谁做更合适"或"怎么做才更好"，而不是"这个人做不了这件事"。比如，G 所面对的家中"难以原谅的"事，事情本身不存在可否原谅的问题，而"难以原谅"的恰恰是做事的人。所以思维模式应该是"这事情怎么才能改变"，而不是"做的人难以原谅"。

在人们的冲突中，几乎所有就事论事的冲突都可以得到很好的解决，而就事论人的冲突都会恶化或悬而不决。抑郁症的症结是对于诸事往"坏的""不行的""无奈的"方向思考，这种思维方式把人类所有的希望泯灭，而重燃希望的途径就是认真审视所面对的困惑本身，它真有这么难以摆脱或战胜吗？应当相信自己能够再次回归健康。这就是正念。

人在一生中平均有四分之一的时间处于情绪不佳的状态。成功者控制自己的情绪，失败者被自己的情绪所控制。我们通过控制自己的注意力以调控自己的情绪，并培养良好的心态。

第二十章　枯木遇到火

G 的一篇日记里这样写道：

"放大理性的光芒，非理性的阴霾会被冲淡。我们无法用蛮干的方式去除黑暗。那我们该怎么办？就像在黑暗中燃烧蜡烛带来光明。我通过点燃理性，感受其光芒，发现黑暗正离你远去。"

光芒、灯、燃烧、蜡烛、点燃、光明……这些"热能量"的词在抑郁症的语言体系中出现，足够令人惊喜。抑郁就像一座封闭已久的房子，房间打开，阳光射入的一刹那，最为动人。而我们需要的是为这个空间重新修理好房门，让它随时都能方便地打开。

G：我爸妈有时候因为我而比较操心，我觉得非常心疼。

咨询师：你妈妈最近好吗？

G：她心脏不太好，心脏不好会导致脑溢血和其他问题。这时我就很害怕，也很羞愧自己还没为父母做过什么。

咨询师：你能这样想非常好，想法是行动的前提。你开始有责任感了，这也是健康的体现。

当来访者自身更有能量以后,他关注的世界就不再局限于自身,视野会更广阔。G现在想要照顾身边的人,正是希望自己的能量在满足自身后也施泽于他人。但G的语言中流露出的对母亲身体的担心,从根本上来说,是对自己处境的不安,这也说明了G内在的能量还不能支撑其独立于世的自信感。

G:我怕我妈,她以前说"照顾你太费劲了",现在我不那么怕了。

咨询师:不再为妈妈的抱怨而害怕了?

G:我是让妈妈照顾到现在,这是现实。以后弥补吧。

咨询师:你转换得非常不错,把目光朝向未来。

父母在孩子幼年时随意的一句抱怨,其核心动机可能来自于其他的人或事,而指向的却是孩子,这在幼小的心灵上布下了"多余者"的阴影。G认同妈妈的话,虽然已经学会把目光转向未来,在意识层面增加自我正面强化机制,但内心并未完全摆脱幼年的阴影。咨询师并未打算现在单独处理这个阴影,而期待在之后的家庭治疗中继续探索。

G:我现在的生活比较有规律,能保持一份冷静。

咨询师:规律的生活会让你体验生命本真的快乐。

G:是的。有时大脑空着的时候,就觉得能休息的人也是很了不起的。昨天感觉心中有股热腾腾的火,而今天就下降了一些。

咨询师:那么昨天的激情从哪里来呢?

G:像枯木被点燃的感觉,哪来的火种很难说清。

咨询师:有时候激情可能是某个事物的刺激,或者悄无声息的心情状态的转换。而当我们学会了判断,便能从中找到规律,为未来情绪的把握提供依据。人的情绪一方面呈曲线运动,另一方面有其内在的活动规律。情绪是我们的社交工具,有时用情绪告诉对方,避免了语言表达的误差。情绪也是一种心理防御,展现我们面对不同生活场景或刺激的态度。你每天接触不同的事物,它们影响着你的情绪感受,而我们用的维护方法就是防御。比如抑郁就是来自于你思想中的否定力量,并由此形成了一种价值观。

G:你说得没错。

咨询师:你提及的枯木很有意思,未来的"新芽"正是建立在"枯木"的基础上。这就是一种情绪转换规律。

G:枯木燃烧后,还能发芽吗?

咨询师:那只是比喻。枯木燃烧就是木炭了,木炭可以取暖和照明,带来新的希望,这也是一种转换。

G:还是枯木发芽更好。枯木燃烧就是一团火,我很难克服对这种焦虑的恐惧。

咨询师:把焦虑比作火的形容很不错,那么抑郁就是临近冰点的水了。冷热不适就会生病。但是在极冷的北极和极热的赤道都有人常年居住并保持健康与乐观,而温度适宜的地方,照样有人生病。看来这是我们能否适应各种环境,调整自己心情的问题。

G:是的。我有时会用自我放松法。

咨询师:(G自我引导进入放松)放松后,你现在会想到什么呢?

G:我想读大学,系统地学习。我向往学术的层次,不想让自己与世界脱节。

咨询师:你接受这种挑战吗?当我们接受这种挑战后,可以体验与目前无趣的生活或享乐的生活完全不同的东西,而你会在这个过程中收获喜悦。

G：我接受。

在咨询中，用比喻引证的手法引导来访者开阔思维，打开认知之门。人的大脑充满丰富的想象，来访者的自动化想象往往充斥着糟糕的画面，而咨询师有意植入正向的画面，以此引发来访者无尽的联想，在美妙的引导中，逐渐修复认知误区及内心阴影。咨询师引导他在想象中建构新的信念，在现实中增添实践的勇气。

咨询师：我们来探讨一下认知体系。你对很多事情有自己的看法，但还不成体系。你怎样理解体系？

G：一种生活环境，但不像工厂那样机械。有时候会被破坏，但本身具有修复能力。

咨询师：我认为体系是一种事物内在的规律，建立在经验上。比如你看我打一套武术。（咨询师演示武术）

咨询师：你觉得是体系吗？

G：我觉得是体系。

咨询师：那么你能原样再打一遍吗？

G：记不住。

咨询师：那我能重复自己的招式吗？

G：当然行啊。

咨询师：告诉你实话，我重复不了，因为那是我临时编的。

G：你的意思是说，如果是一套体系的话，应该经得起第二次重复？

咨询师：对。体系中蕴藏着可实践性和合理性，这就是规律。而如果把这套武术每一招都记下来，那就永远不会忘了，就可以成为体系。

G: 如果我形成有体系的生活方式会更好,是这样吗?

咨询师: 你的领悟力很强。其实我们所有的目标都需要重复去做一些能使目标完成的事情,比如要获得学位,就得天天读书等等。

G: 我回到中国没有适应中国的教学体系,而在家也没有适应父母的管教体系,但又无力抗争。我是体系的牺牲品。

G 的领悟力很强。咨询师在咨询中引出体系,目的是探讨认识体系的问题。但 G 却由此联想到了自己的适应问题也与不同的环境体系有关。这对咨询师来说,是一个惊喜。G 是充满智慧的,但是现实也证明了人越是聪明,就越敏感。如果不能专注于某项有意义的事业,那么这些敏感的聪明人就容易被杂事所惑,甚至难以自拔。究其原因,也是因为聪明的人都想要更好的自己,却难以爱上现实的自己,因为现实总不如理想那么可爱。

咨询师: 能不能说说你有哪些体系呢?

G: 按照计划去做事,制订严格的计划来充实每一天。

咨询师: 这样当然很好。

G: 但我们不单需要体系,而要做行动之后的思考,行动应该是第一位的。

咨询师: 行动的依据是什么?

G: 人类的原始反应。比如人类遇到困难时的反应。

G 所说的更像是本能反应,而通过系统的咨询及日常有意识的训练,完全可以形成正向自动化思维以替代本能反应。

咨询师引导 G 意识到一个趋向健康的人,从认知和日常行为上,都会有一个体系。这个体系会让他的生活恢复往日的节奏感。

咨询师: 原始反应很难把握,但我们可以让一些合理反应形成一个体系。我们的行动在这个体系里成为重要的一环。当然这些行动要经过训练。

G：嗯。

咨询师：比如眨眼睛是人的天然反应，因为人要保护自己的眼球。而我们若要去掉这个原始功能，就得加强训练。在加强训练行为之前，我们要知道怎么做，然后形成动机。比如你遛狗的动机是什么？

G：换个环境给自己带来舒适。

咨询师：原始动机呢？如果没有咨询师的要求，你会去吗？

G：……

咨询师：你问题的根源来自于总感觉被人牵着走，不知自己的价值在哪里。咨询师让你感到自己是重要的，非常重要，而事实上你对别人都是重要的，对不对？那么当你的努力没有得到回报，你会失落吗？

G：会，但我能承受。

此时，咨询师再一次提醒G自身的价值，看到自己存在的意义。当来访者有了这样一种使命感，对自己也会更加珍惜，并为了在乎的人而改变自己。

咨询师：非常好。如果按照我的这个计划来做，用不了多少时间你就会更好地改变和成长。

G：几个月？

咨询师：你希望多少时间？

G：当然希望尽快，我感觉自己应该好了一大半了。

咨询师：你是有价值的，能发挥作用，所以更得坚持自己。我会帮你面对你担心的瓶颈,而瓶颈可以变成一个新的机遇。

　　人类不断进化的动力到底是什么?是怎样的"质"让这群生物可以主宰这个世界?咨询师并不认为这是神的旨意。"人"除了可以忽略不计的"体力"外,更有一种无形的"能量"在催促着自己前行,弗洛伊德认为是欲望,而咨询师认为是毅力。因为欲望是任何动物都具备的,人类并无优势可言。而欲望虽然可以产生追逐的动力,但总会渐退,比如"死亡本能"——人在欲望消失时就会向往死亡——自杀或放弃改变。所以唯有毅力,才是人类有别于其他动物最关键的"质"。这个"质"唤醒了被"死本能"笼罩的人们重拾欲望、重新振作。这就是本次咨询中"火"与"阴影"的关系。

不论中外，节日作为一种仪式可以让乏味滋生出被关注的机会，让破碎寻找到弥合的机会，也让离别获得互道一声珍重的机会。仪式是一种机会，在心理治疗中常用仪式化的方式来治疗人与人的疏离和纠葛。

第二十一章　请你关注我

G 在日记上写了一段激励咨询师的话：

"我曾经害怕脑子发空、身体难受，现在看来也都是正常。人人都会有这样的反应，差别只在于有人看重、有人看轻。理论无法解决心理问题，犹如地图，只能为人提供行动的方向。老师您不要灰心，你对我的坚持有一天会变成奇迹。您的坚持是伟大的，必将得到回报。"

咨询师从中深切体会到，来访者本身就有助人的能力，具有时刻给予他人帮助的力量。而 G 一定看到了咨询师在咨询过程中的短暂疲惫。G 已经成长为咨询师良师益友式的激励者。

本次咨询在下午进行。上午 G 母电话中提及前天晚上 G 的情况，并表示担心 G 此次可能会失约。

咨询师：妈妈说你昨天心情不好，强迫症又犯了？

G：是一些情绪症状被某些东西刺激后又出现了，可能是强迫

224

症吧。

咨询师：刺激你的是什么东西？

G：我现在认为没必要说是什么刺激了我，因为这是个借口，不需要太明确。

咨询师：刺激点是什么？闭着眼睛说，想到什么说什么。

G：首先我认为这件事情可能会干扰我目前的一些状态；其次我觉得这个问题非常严重，很难去解决；第三，如果没去解决，将来会有更多解决不了的东西。这就是干扰我的原因。

咨询师：第一个是对你个人的影响，第二个是严重得难以处理和解决，第三个是对未来的影响很大。

G：对。

咨询师：你觉得这是有意义的吗？

G：不是，但它在现实中存在。

咨询师：其实前面的三点不正是它的意义吗？

G：对，没意义也就不会让我这么担心了。

咨询师：曾经说过强迫症的概念，你觉得符合现在的表现吗？缺乏现实意义，不合理的观念、情绪、意向或行为。

G：我的表现都有现实意义。

咨询师：那么过于拘泥细节，刻意追求完美，以致无法适应新的环境呢？

G：我知道完美是做不到的。

咨询师：好。那么反复思考没有实际意义，或虽有意义但并不难解决的问题呢？

G：好像有。

咨询师：好的。那么请你重复三次"反复思考有意义，但并不难解决的事"。知道这句话的重点在哪儿吗?

G:(重复了三遍)重点是"并不难解决的事"。

咨询师:非常好。能否在心里想到那件事,再重复三次"这是并不难解决的事"?

G:(G默默思考,并轻轻重复)这不是难解决的事,却不是我能控制的事。所以对我来说还是很难。

咨询师:那么你觉得自己是强迫症吗?

G:看来又不是强迫症了。

咨询师在这里采用一语双关式的循环提问,既让 G 摆脱"强迫症"的标签,也让他聚焦在"这不是难解决的事"上,在意识领域摆脱对该事的恐惧。让 G 自己作出最适合他的选择,因为任何一个选择都指向于一条问题解决之路。

咨询师:看来这只是现实刺激下的负面想法?

G:我有时会出现这些负面想法,但现在已经明白要对付它就得先调整自己的心情。

咨询师:怎么调整心情呢?

G:这方面有很多进步了。比如今天早上做了俯卧撑。这样做心情就有所转变。

咨询师:但我们还得找到让你心情不好的源头是吗?看看是哪些让自己容易心情受挫的。

在对强迫作出再次澄清后,咨询师进入今天咨询的主题——催眠,尝试通过催眠引导 G 找到自己过往的负面经验,同时表达想说却未说的话语。催眠技术是在引导来访者进入放松状态后,给予来访者暗示,并在想象中呈现某种经验的过程。在催眠中,来访者由催眠师引导,对不同的指导语产生反应,在主观感受、观察角度、感知、情绪、想法或行为等方面产生变化。其实催眠技术并不像很多人想象的那么神秘、极端,但它的使用必须要求催眠师具备专业性,能根据来访者的情况适度选择使用时机。

咨询师:当我提问的时候,你要没有任何迟疑地把第一个想法说出来。现在我问你,昨天你难受的时候,最痛苦的想法是什么?自然地说出来。

G:我害怕。

咨询师:害怕什么?把害怕的东西在大脑中形成图像,然后告诉我。

G:无助,出现了很大的问题。这个问题很严重很特殊,无法告诉别人,必须自行解决;看起来很简单,但解决起来需要很大的力量。我看到了不可告人的事情,看到我多么渺小,不得不回到过去,我害怕这一切,害怕这个问题给我带来心理的阴影……

咨询师:把这个可怕的东西描述一下。

G:昨天家里的不和。昨天本来一切都很好,但这个不和让我突然发现心中的不满,我担心这一切好都是假的,会发生更可怕的事情。我很想解决这个不满,担心这会导致更多的问题。

刚开始 G 无法表达的痛苦,在咨询师的引导下倾吐出来。又是家庭!

咨询师:抛开想象的迷雾,关注现实,穿过所有想象,找到现实的母亲,你站在她面前,看着妈妈的脸,你最想问她什么问题?

G:你是善良的吗?糟糕的吗?但最终还是善良的。我希望能够把这些不满都消除,想幸福快乐。

咨询师：妈妈怎么回答？

G：你能够消除的。

咨询师：妈妈给你解释了之后，你想象穿过了时间隧道，看看妈妈是怎样的一个人。我们要知道一个人的未来，就要知道他的发展轨迹。所以穿越妈妈的时光隧道，以妈妈现在的年龄为起点，往她来时的路去穿越。你慢慢地走，每五年一个档期，最近的五年，妈妈是怎样的人？十年前，她是什么状态？你的主题是妈妈是否善良。这是一个历史的扫描，现在开始，最近的五年就在你眼前，请形容一下妈妈。你想和第一个五年的妈妈说什么？

G：我很害怕。

咨询师：你想和妈妈表达你很害怕是吗？直接告诉她"妈妈我害怕"。

G：妈妈我害怕。

咨询师：再说一遍。

G：妈妈我害怕。

咨询师让 G 重复宣泄出内心久久埋藏的害怕感。

咨询师：你希望妈妈在你害怕的时候怎么做？

G：我希望她能够安慰我，对我笑笑。

咨询师：所以接下来说"妈妈我害怕，你能安慰我吗？"

G：妈妈我害怕，你能安慰我吗？

咨询师：再来一遍。

G：妈妈我害怕，你能安慰我吗？

让 G 多次重复表达出内心对母亲的恳求，释放原来没有机会表达的声音。

咨询师:这是第一个五年,你已经表达出你的想法,我们的时光机继续往前推移。第二个五年,你看到的妈妈是什么印象?

G:我非常痛苦,无法往前进。

咨询师:妈妈很着急,对吗?现在给你妈妈的善良打个分。

G:80分。

咨询师:在妈妈着急的时候想对妈妈说什么?

G:我现在还解决不了这个问题,有些时候请你能理解一下。

咨询师:所以你想对妈妈说我很痛苦对吗?好,告诉妈妈。

G:妈妈我很痛苦。

咨询师:再说。

G:妈妈我很痛苦。

咨询师:在你痛苦的时候你想妈妈怎么做?

G:我想让她理解我。

咨询师:很好。那就这么说,"妈妈我很痛苦,你能理解我吗?"开始说。

G:妈妈我很痛苦,你能理解我吗?

咨询师:继续。

G:妈妈我很痛苦,你能理解我吗?

咨询师:很好。现在再看妈妈的脸,看到妈妈的脸了吗?

G:看到了。

咨询师:现在是什么感觉?

G:感觉她能理解我了。

当压制和淤积的情绪得以表达,G其实在完成一个仪式,与过去的自己和解,也与过去的母亲和解。那些尚未获得圆满解决或彻底弥合的既往情境里的情感,因为在知觉领域里没有被充分体验,而在潜意识中徘徊,并被不知不觉地带入现实生活,从而妨碍了个体与他人间的有效接触。这就是未完成事件给人们造成困扰的基本机理。当人们的困扰来自于挥之不去的相似情境,或者其能量和注意力无法完全放松地投入到未来和当下的事务中时,看起来就似乎仍然在设法解决那最初令人不知所措的恐惧。所以,当未完成之事得以完成,如同曾经的伤口终于结痂新生。

咨询师:很好,如果能这么说出来就好了,对吗?

G:是的。

咨询师:现在我们继续往前走,第三个五年。想到了吗?

G:想到了。

咨询师:第三个问题,妈妈在干什么?

G:我的心理已经出了一些问题,不知道怎么解决。因为妈妈不理解,所以她的想法与我不一样,牛头不对马嘴。虽然她是微笑的,但其实并不理解我的心情。

咨询师:她的善良指数是多少?

G:90分。

咨询师:这时如果让你和妈妈说话,会说什么?

G:我遇到一些问题,不知道该怎么解决,我觉得问题很大,头一次遇到,希望大家研究一下。

咨询师:你感到困惑是吗?你可以这么说:"妈妈我很困惑。"

G:妈妈我很困惑。

咨询师:继续。

G:妈妈我很困惑。

咨询师:最后一遍。

G:妈妈我太困惑了。

咨询师:非常好。当你困惑的时候希望妈妈怎么做?

G:这个问题很严重。我希望妈妈能够理解我。

咨询师:那我们说:"妈妈我很困惑,请你关注我。"

G:妈妈我很困惑,请你关注我。

咨询师:继续。

G:我太困惑了,请你关注我。

咨询师:继续。

当 G 一遍遍重复自己的话语,情绪也在逐渐地爆发。但是在催眠状态下的爆发,能够帮助他宣泄出未能表达的情绪,同时又保证其安全。

咨询师:太好了。想象第四个五年,慢慢地想,妈妈更年轻的时候。

G:我发现他们在吵架,怀疑爸爸的一些行为……这些问题无法解决。他们很生气,妈妈很愤怒。这问题还是解决不了,很难解决。

咨询师:当你看到这一幕,觉得妈妈的善良指数是多少?

G:70 分。

咨询师:这时候希望跟妈妈说什么?

G:我希望能解决它,不要再发生一些问题,不要再这么做了。

咨询师:你想跟妈妈说"不要再发生了"对吗?

G:不要再这么做,不要再发生了。

咨询师:妈妈不要再发生了。

G:妈妈不要再发生了。

咨询师:求妈妈不要再发生了。开始。

G:妈妈求你不要再发生了。

咨询师:很好。"妈妈求你不要再发生了,求你解决它。"

G:妈妈求你不要再发生了,求你解决它。

咨询师:继续。

G:不要再发生了,求你解决它,面对它,一步步来。

咨询师:再一次。

G:不要再发生了,一步步来,妈妈解决它,面对它。我会努力,我知道你想解决它。

这时 G 仿佛脱离了咨询师的引导,开始全身心地对母亲说出自己的心里话,带着宽慰,带着理解。

咨询师:很好。二十年弹指间就过去了,你尽力了。现在这二十年浓缩成母亲的一个影像:坚定果断,能解决一些问题,通过蛮力去解决,跟你有一些代沟。现在你眼前这二十年中母亲的形象是什么?

G:刚开始的时候什么都不管,很果断的样子。但当出现问题的时候,她不知道如何解决,她通过蛮力去解决,因此我们产生了很大的代沟,我出现了问题,后来她发现了这个情况,但也很难去解决。所以我希望咨询师能教给她解决的方式。

咨询师:请继续放松,看看二十年来母亲最具代表性的照片。给母亲的善良打个分。把这张照片印在大脑中,把分数写在妈妈的边上,这是一个儿子对母亲善良的评估。那么,当你出现昨天同样场景的时候,你还担心妈妈做错事吗?

G:身体感到不舒服,但是我不害怕面对它,因为我发现这些事都与我有关,并非无缘无故。它的出现是很自然的,就像我做过的事那样。面前出现了一条河流,我感到害怕,我不会游泳,所以只能变回原来的样子。然后发现这河是自然的,它并不可怕,我可以跨过去。

咨询师:你现在看到的河流有多宽?

G:应该有七十多米左右,所以跳不过去。

咨询师:那要怎么过去?

G:第一,要到它更窄的地方去;第二,我想在前面搬个石头把它堆上,然后一步步走过去;第三,架座桥过去;第四,找能浮起来的东西,比如木板,然后借着它漂过去。其实很简单,只要浮起来就能过去。

咨询师:没有了?

G:嗯。

咨询师:很好,你有这么多的方法渡河,那这意味着什么?

G:好像就是现实生活当中很平常的一些事情。

咨询师:现在继续放松,手放松。经过前面的一系列思考,现在更需要放松,让自己完全放松,脖子放松,头更要放松,这是你的智慧之源。专注在某一点上,让自己有更多的自控,专注于提升自己的能力,专注于对某一个正面(观念)的关注,两眼之间的额头有淡淡的发麻发热,放松,完全放松,彻底放松,没有丝毫紧张感的放松……你前面想象的东西变成一幅图画,有妈妈,有河流,有解决问题的方法,结合在一起,刻印在你的大脑中。你没有了害怕,没有了恐惧,没有了紧张,没有了无助,有着妈妈的善良,解决事情的方法,以及对未来的希望。这就是今天所有的意义,在你放松的情况下,你的肢体和心灵每一个细胞在放松的前提下把这美好的印象渗透到灵魂深处。这是你的正能量,已经埋下了幸福的种子等待发芽。当我数到 5 慢慢地睁开眼睛。1 继续放松……2 更放松……3 慢慢在恢复了……4 你的手可以动了……5 睁开眼睛回到现实。手动一下，摸摸自己的脸，头动一下，腰动一下，慢慢地起来，坐到沙发上去。什么感觉？

G：很好。这些问题都碰到过，而解决它们是第一次。

咨询师：很好。

G：有些事情，该做的时候不做，不该做的时候做了，有时会很危险。

经历了这样一个催眠历程后，G 的一些情绪得以表达。此次咨询的重点在于家族，咨询师陪 G 探讨了在历史及文化方面家族的作用，随后，再度将重点聚焦于他的家庭。

咨询师：你是姓妈妈的姓，有原因吗？

G：我不知道。

咨询师：你叫爸爸的父亲外公？而叫母亲的父亲爷爷？

G：是。

咨询师：你爷爷是教授。你爸爸是他的学生吗？

G：是的。但其实人都是一样的。

咨询师：我同意。正如"我们的身份角色不一样，但是精神都一样，最终都将平等地站在上帝面前"。

G：是的。

人对自己身份角色的判断很大程度来源于家庭背景。生命由雌雄共同繁育，正说明这两项缺一不可。但事物的发展规律又无法回避一个事实，那就是主次和轻重之分。人类的成长面临同样的困境。父母双亲都重要，但哪个更重要？家庭角色的重要性受制于经济和社会身份的影响,而非顺应孩子的成长要求。在孩子成长早期,母亲的重要性远远大于父亲,此阶段是"重母轻父"期;在六岁至十二岁的能力成长期,是"父母并重"期;而进入青春期,则是"重父轻母"期;青春期后,就是"成人独立期"。

咨询师在大量案例实践中发现,孩子在不同成长阶段的需要各不相同。早年的发展更多地通过"慈爱和体贴"来获得信任、意志和希望的品质。能力成长期中,父母并重可以让孩子从双亲中获得更多经验。而青春期是为独立做准备的时期,此时孩子应从父亲那里获得更多的勇气、力量及面对挑战的应对技巧。这就是为何 G 在母亲出差和父亲单独相处时,相对比较安静的原因。而一旦母亲陪伴在一个成熟的男孩身边进行管束,孩子就会表达强烈的不满。因为他们会产生强烈的内在冲突,这是内在强大的渴望和作为"懦弱者"的母亲却依旧能对他进行控制之间的一种冲突。

G 的家庭角色划分不清晰,这与深层次的姻亲历史背景有莫大关联。所以 G 的很多问题不仅源于父母间的关系,家庭文化环境也有极大影响。下次的咨询中,咨询师将把重点放在 G 的父母身上,让他们在咨询室里进行彻底的沟通,表达出自己真正的情绪和想法。

我曾经对一位父亲说,人生有三个阶段,依赖期、独立期与互赖期。不要害怕孩子的反叛和独立诉求,因为这是他施展责任的肇始。而互赖期是对家庭和亲情的回归。结合尼采的把通向智慧之路分为三个阶段:合群期、沙漠期和创造期,这正对应了人生三阶段的使命。

第二十二章　家庭陈年往事

G 在读书笔记中用红笔记下席勒的一段话:

"倘若仅仅是观点不同而导致了情感分离,则人们对这种分离会抱无所谓的态度。但这种观点如果是与财富、尊严和权利息息相关,这种情况就会使得分离变得极其困难。"

咨询师在阅读这段话后突然想到 G 的家庭及他的母亲对婚姻失望和无奈的眼神。咨询师曾答应 G 要找他的父母做一次关于他们关系的专门咨询,以修复他们的夫妻关系。经过探讨,他们都愿意为 G 的恢复作出一致性的努力。

G 母:当时我们的家族确实不一样,但是我觉得他有向上的心,能够努力。我那时大学毕业,觉得要自己奋斗。但我觉得他的家族对他的影响太大了,不能让他提高一个层次。

咨询师:那 G 父的双亲还在吗?

G 父:母亲还健在。

咨询师:高寿?

G 父:八十二了。

咨询师与父母的沟通不再局限于对 G 情况的了解与交换,而更多聚焦于他们两人间的关系。这虽然有些类似于婚姻咨询,但目的仍在于获悉他们之间的关系是如何对 G 产生影响。

咨询师:母亲请说说具体什么事对 G 的影响比较深,让我们去发现一些深层次的矛盾所在。每个家庭总会有问题,有时发现并表达出来,总比用变形甚至夸大的方式呈现更好。

G 母:有些事情婆婆做得太过。一开始很通情达理,但有一次我丈夫做了很出格的事,我实在不能容忍就给婆婆打了一次电话。但她没有责怪儿子,而是破口骂我。我当时心情也很差,就反过来骂她。所以,我做不到对他母亲好。在我需要求助的时候,他母亲那样子对我。我只能看着丈夫,从此再不看顾他的家。如果她当时能对她儿子说"你如果是这样的话就不是我儿子,要向你妻子赔礼道歉",那就是公平的、有正义感的母亲和婆婆,可惜她不仅不是,而且是纵容的。所以我的内心无法平静,那是一个不可思议的家庭。而我却因为善良才屡次受到伤害,一个人来承担这样的屈辱。

咨询师:(对 G 父)你的太太在告诉你她受了很大的伤害,但她选择了忍耐。她想让你关注到这一点,而你从中还听到些什么?在家庭中,她寄希望于你的母亲可以给她一个公道的评价和安抚,但最终她并没有得到⋯⋯(G 母打断)

G 母:不是没有得到,而是二次伤害。她儿子给了巨大的伤害,而她又站在儿子错误的一边继续伤害我。谁能受得了这个?

咨询师：我想你如果能平静一下心情的话可以更好地面对这些。我愿意帮助你。在此之前，你和婆婆的关系不错吧？

G 母：还不错，但之后就不一样了。

咨询师：那之前你对婆婆是什么评价？

G 母：在关键时候能够主持正义。

咨询师：你一直这么认为对吗？

G 母：是的。

美国心理学家阿尔伯特·艾利斯（A. Ellis）曾经说过人际关系中要做到"像你希望别人如何对待你那样去对待别人"，即，你希望别人怎样对待你，你就要怎样对待别人。这就是"人际黄金规则"。但现实中，许多人会陷入一些不合理的、绝对化的要求，如"我对别人怎样，别人就必须对我怎样"或"别人必须理解我，接受我"等，而自己却做不到"理解别人，接受别人"。因此，当自己"绝对化"的要求难以实现的时候，就常常会对别人产生愤怒和敌意情绪，这实际上已经违背了黄金规则，形成了"人际逆黄金规则"。G 母在面对这段婆媳的变迁史时，期待婆婆可以在自己和丈夫中间做一个完全公正的权威，却忽视了其他的一些问题。

咨询师：你可能忽视了他们的母子关系，就像你与 G 一样。我们做一个假设，今天有一个人告诉你 G 出了问题，甚至 G 伤害了她，你的第一反应是什么？

G 母：他怎么能这样！

咨询师：第一反应就是 G 不对，是吗？

G 母：好像是的。

咨询师：但你听到的可能是一面之词，G 有可能被冤枉。

G 母：我会进一步了解。

咨询师：G 曾评论过对你脾气的印象，可以猜猜吗？

G 母：是脾气急躁吗？

咨询师：嗯，母亲很了解孩子，其实也挺了解自己。你给 G 的印象就是急躁和冲动。一方面是护犊情深，一方面是恨铁不成钢，许多家长都会如此。而你婆婆在那一刻可能没有更理性，而是用了"护"，于是给你带来了伤害。

G 母：是的，她儿子做了这种事都护，怎么会这样？

咨询师：可能你需要一个支持，而公正一定来自于矛盾双方的陈述吗？可能当时你婆婆没有让你感觉做得更好。但能否问问你的先生，（对 G 父）当时你如果在场，你觉得你母亲处理得如何？

G 父：我事后才知道。虽然她认为我的家族对我影响很深，而实际上对我影响不是很大。我从社会最底层爬上来，家庭除了给我生命外没有给我带来什么。

咨询师：你的意思是说你太太不需要对你母亲"告状"，因为家庭对你没有什么影响？

G 父：对。我纳闷她为什么想去求得我家人的支持。我母亲对我妻子的伤害我不知道，但之后母亲确实批评了我。具体的事她不知道，我也不愿意和她多说，不想去烦她。

　　家庭的对立局面中，受到伤害的一方往往希望"重要的第三方"进入矛盾之中，除了希望获得"合理"评判的安慰外，也希望进行"责任归因"，找到对方责任的源头，以"教养不当"为由而"要挟"第三方，促使对方加入自己的阵营，哪怕是形式上的。但显然，G 母在夫妻双方矛盾出现时并没有争取到婆婆的直接同情和支持，这让她倍感挫折，也由此错过了最佳处理冲突的机会，造成了家庭关系中难以触碰的陈年老伤。

咨询师：今天的交流，对你太太很有意义。你先生现在坐在这里，能告诉我你想做些什么吗？

G母：不能做什么。

咨询师：你希望他做什么？

G母：不希望。

咨询师：理想。

G母：不可能。

咨询师：你说不可能，说明还是有理想。能告诉我理想是什么吗？

G母：希望……

咨询师：你希望。

G母：不希望。因为给他母亲打电话之前，他母亲就已经知道这些。

咨询师：已经知道了？

G母：太深刻了，我没想到他母亲能那样。

咨询师：以后有没有和婆婆联系？

G母：没有，但他寄钱回家盖房子的事我知道，我也没阻拦。

咨询师：也就是说你还在默默帮助。

G母：没有，因为我真的看透了，彻底决绝了。

咨询师：（对G父）过年过节你去看望母亲吗？

G父：嗯。

咨询师：带孩子吗？

G父：不带。

咨询师：你母亲会问吗？

G 父：问过。

咨询师：你希望老婆孩子一起去看母亲吗？

G 父：当然希望。

咨询师：但这可以说是你的心结。

G 父：嗯。

咨询师：你希望把它打通吗？

G 父：嗯。

咨询师：那你希望 G 今年去看他奶奶吗？太太会同意吗？

G 母：我不管，他愿意去就去。

咨询师：这个你不干涉？我可以和 G 探讨这个话题吗？

G 母：我可以接受，不干涉。

咨询师：看他自愿对吧？

G 母：对。

咨询师：如果 G 让你去呢？

G 母：不可能。

孩子对家庭来说，不仅仅有"生命延续"这一项功能，还有另外五大功能，即照顾安慰、发泄情绪、矛盾缓冲、拉拢结盟、要挟制约。一个良好氛围的家庭往往涉及孩子的三项功能：生命延续、照顾安慰和矛盾缓冲。如果孩子出生在一个不和谐的家庭，孩子的六大功能几乎会被充分挖掘利用。G 就是在这样一种氛围中成长起来的孩子。

咨询师：（对 G 父）你看到太太的表述，希望做些什么呢？

G 父：让她们婆媳谈开是吗？

咨询师：让婆媳谈开不如你和太太之间达成谅解更合理些，你觉得呢？毕竟你母亲已经八十多岁了。

G 母: 我觉得和他母亲交流是绝对不可能的。

G 父: 我妈说什么了,你就这么认为她呢?

随着咨询的深入,G 父母变得放松,从单纯对事件的叙述转为直接的交流,他们日常的交流模式也呈现在咨询师面前。需要抓住这个时机改善他们的沟通模式。

咨询师:(对 G 父)你并不清楚母亲怎么说的,对吗? 这个问题就像梗在你们家庭中的鱼刺,让人难受。你太太和你母亲关系融洽与否,关键是你和她的融洽程度。(对 G 母)对你来说,你不去看老人有你的理由,但我相信这对你来说也是个结吧? 婆婆在你心目中可能不是很好的"法官",但在这事发生前,她在你心目中还是不错的吧。

G 母: 她给我原来的印象很公道,很讲理,对不正确的事愿意站在正确的立场上。

G 父: 我母亲是没有文化的农村妇女,又很贫困,把我们拉扯大不容易。

夫妻在矛盾发生时,往往被情绪蒙蔽,无法理智分析问题。咨询师作为第三方,既能站在客观角度看待问题,又能理解双方的情绪,从而引导双方表达出自己的情绪,分析矛盾的源头,最终解开心结。

G 母: 这个问题不能和任何事情相比,关系到我们的家是不是分开的问题,所以我去找他母亲。但在这个问题上,他母亲那样无视我。她觉得我们应该就此分开,这就是她的思想。

咨询师: 明白了。但你这是推断,除此还有其他解释吗?

G 母：他母亲虽然没有这么说，但就是这个意思。后来我把一切事情也跟他的二弟媳说了。

咨询师：看来他们家人都知道了你们的事。

G 母：后来他二弟媳来到我们家，像是来打仗一样。

咨询师：你以为是打仗，但是没有打仗对吧？

G 母：她那个架势就像要兴师问罪。

咨询师：但那是你的感觉，事实和你的感觉在这件事上或许并不一致。

当一个家庭矛盾把全部关系都牵扯进来的时候，并不会有利于问题的解决，反而会更复杂。因为每个人都带着原有的价值观来处理问题。如果公正而不带感情色彩，那就是因为有共同愿意遵循的游戏规则及势均力敌的权力制约。所以，G 母受伤了，更因为她暴露的伤痕没有得到她理想的"救助"，而二度受伤。

G 母：可是他说自己的母亲很伟大。

咨询师：你怎么理解伟大的母亲呢？

G 母：充满正义！

咨询师：从"充满正义"这四个字来判断身份，你觉得"法官""公务员""英雄""母亲"，哪个身份更适合？

G 母：（沉默）

咨询师：其实母亲对孩子的含辛茹苦，并不是正义感。哪怕通过偷盗把孩子养大，那也是伟大的母亲。其实每一个父母都会和孩子说你应该怎么做，但最后孩子自己走偏了，父母除了难过已经很难去改变了。这就是为什么在你和 G 相处的过程中，你有时很失控，驾驭不了他。比如你在他不开心时冲着他大喊"G，开心点"，他能开心吗？同时阻止他做你认为不应该做的事，你现在也显得乏力吧？

G 母：是的，这种情况从孩子得病以后更严重了。

咨询师：他的症状是青春期叛逆心态下内在冲突的爆发。每个人都有冲突，只是爆发程度不同。其实 G 的反抗和叛逆是在得病之前。如果他体会到真正的独立，可能他的问题也就会逐渐好转。关键在于，你得允许作为爹妈的自己在孩子成长之路上逐渐变得"微不足道"起来。

G 母：父母平时可以微不足道，但关键时候他们就是很好的指导者。

咨询师：父母如果懂得教育的方法，那么就有好的作用。你的丈夫说他母亲批评过他，但作用在哪取决于他的认知和交流。而他之后的变化更多来自于自己的成长。比如说你觉得现在的他越来越好了没有？是他自己在改变，还是母亲在背后推动？

G 母：那肯定是他自己在改变。

咨询师：所以，作为一个母亲，长年不在身边的农村老太太，面对这么一个漂泊在外的孩子，你觉得有多大的影响力呢？你如果期望太高，其实不仅是给了老太太更多不切实际的任务，也会带给自己更多失望。真正促进你丈夫改变的，不是任何第三人，而是你自己。你认可吗？

G 母：如果是我，我肯定会做得比他母亲更好。

咨询师：我觉得今天的话题很有意思，我们今天探讨问题的根源，不在乎结果如何。（对 G 父）你知道，八十多岁的老人能够看到你们全家团聚，这是她的希望。但前提是你太太的想法要得到尊重，她的旧伤要得到安抚。我觉得你应该跟太太做一个澄清和疏导。在这点上,你们之间要面对面探讨,千万不要去质疑,比如说"你怎么能这样啊"。过去的事不要去争论,你现在的目标是带着太太和孩子去看母亲。这是个难题,如果我是你的话,我会用尽各种手段。

G父:我同意您说的这点。

咨询师:孩子特别容易感触亲人之间的爱。在上次的日记中G写道:"我已经感受到亲人的爱、朋友的爱、神灵和上天的爱、动物和人之间的爱。对这些爱,我会用一生去学习、理解和感触。"他对爱特别期待!而前面我记得妈妈说为孩子做了很大牺牲,那能不能为孩子再做一次努力?孩子那么需要爱,那么需要亲情。我们今天就到这里,留点悬念带回去思考。(对G父)孩子现在越来越好了,我希望你们的家庭能够同步发展。孩子与我探讨得最多的就是家庭,因此我把家庭放到很重要的位置。

咨询师始终秉持"必然改变"的原则,但如果要朝向有利于目标的改变,那么就不能期待"外部的改变",而更努力朝向"内部的改变"。其实G母的改变是容易做到的,因为她也是一个母亲,具有面对和调整所需要的内部资源。在面对过去的家庭伤害时,事实已经成为历史,但通过重新探讨,用新的认知进行评价,从而改变历史对现实的影响。在本次咨询中,咨询师运用渐进推导的询问方式及规范的心理教育,尝试打开G母的正向思维,在她的心灵深处种植了"良好关系"的种子,而最后对G父的建议,则是希望他的行动成为"良好关系"种子的营养剂。

我曾对一个可爱的听众说,让孩子独立吧,因为孩子已经到了可以拥有自己孩子的年龄。其实每个人都向往自由,许多人在冲着父母叫嚷要自由的时候,也不要忽视"自由是针对外在束缚而言的,独立是你们自己的事,给你们自由而不独立,仍是奴隶"。所以,作为期望自由的人类,先从学会独立开始。

第二十三章 责任归属

G 在日记中这样写道:

"爸妈老了,体能日益下降,对自己过去的所做所为感到惭愧。我要是早点面对自身的缺点,就能更早地关心起爸妈,他们也能过得比现在更好。爸妈一直帮助我,现在轮到我去帮助他们了。"

咨询师看到的是一颗渐渐散发光芒的星星,其实它一直亮着,只是我们起初没有看到;现在我们看到了它,而且越来越近,越来越亮。相信它终会散发出强烈的光和热,影响一切。

在咨询师通过情绪记录表了解了近日 G 的基本情况之后,G 提到最近服药减量的问题。咨询师认为心理咨询与药物治疗并不冲突。药物用以控制症状,心理咨询则抽丝剥茧地处理问题的根本。精神科医生不应劝阻患者只服用药物而不做心理疏导,心理咨询师也不应劝来访者不遵医嘱。所以当了解到 G 的药物减量是自己的想法时,咨询师及时作出了说明。

咨询师:关于减药的问题,我建议你一定要按照精神科医生的规定科学合理地进行,虽然你现在认知和情绪的自我调节能力提高了很多,但毕竟精神科药物有一定的依赖性,如果不科学地减药,会出现一些情绪反应,而且减药也应循序渐进。你目前减药后的情绪反应有出现起伏吗?

G:没什么啊。

咨询师:看来身体是适应的。

G:主要我觉得这个药(叹气)……

咨询师:嗯?

G:昨天妈妈让我跟她去银行,我突然就感觉焦虑起来。

咨询师:一起去办理银行业务?

G 母:对。

G:感觉害怕的情绪比以前好些,每天看书写些感想,这样感觉很好。

G 母:这是很大的进步。

咨询师:我们都能感觉到你在改善,这非常令人欣喜。

G:谢谢。

咨询师:看来我们的努力是有效的。

G 母:对的!

咨询师:那妈妈能说一下去银行后的状态吗?

G 母:我没感觉有什么情况。

G:知道要去银行时有些害怕,之后就平静些了。可能是以前那些害怕的后遗症吧。

咨询师:而这个"后遗症"造成这次的起伏经历,我相信下次不会再出现了。如果这是你过去的不良经验在大脑中存留的负面记忆,那这次的经验就形成新的正面记忆而覆盖了过去的不良经验。

G:所以要多经历一些积极和成功的事,改变过去不好的记忆。

咨询师:非常好,就是这样。

G 母:他还有些依赖父母。

咨询师:对 G 来说,这种依赖是相互的,也是一种保护,有时依赖也表现为强对弱的保护需要。所以当家庭一切如常时,G 就能逐渐摆脱"依赖"开始独立了。

G:你这么说是对的,有时我觉得妈妈挺可怜的。

咨询师引导 G 看到了自己克服并调整害怕、焦虑情绪的场景,而不仅仅停留于对焦虑情绪的"回顾",这种积极疗法在咨询中大量运用,让 G 更多体验到自己是解决问题的最大资源,不良状态中也一定有"正向"的可能。只要仔细挖掘正向经验,人就能朝向未来前行。

咨询师:你能感慨母亲的可怜真令我感动。其实今天妈妈也有一件事想和你说。

G:什么事?

G 母:妈妈想向你道歉。爸爸妈妈没有及时沟通,所以产生了很多矛盾,在你成长过程中,对你造成了伤害。妈妈现在很难过,觉得自己有过错。

G:现在想来,过去的一些事情是有些过错。

G 母:你那时是不是觉得是自己做得不好才会让父母生气?

G:我把过去的一些问题想得很严重,后果很可怕。

G 母:老师,您能不能帮助他不要觉得很可怕。他应该怎么调整认知?

从认知理论角度来分析,引发心理问题的不是让人困扰的事件本身,而是人对这一事件的看法和解读。用积极开放的观点看待一件事,心理问题就不会产生。但不合理信念的产生往往有其原因,改变和纠正也需要过程。很多孩子在看到父母矛盾冲突时,会产生恐惧和不安的感觉,但由于没有得到及时安抚和解释,又不能怨恨最爱的父母,于是就将问题归咎于自身。咨询师决定在咨询中指出这个问题,然后再去慢慢引导G。

咨询师:(对G)你信任父母吗?

G:信任。

咨询师:信任会让人更有力量。

G:但我也有过怀疑。

咨询师:在什么阶段有过怀疑?

G:更多的是过去,他们吵得最凶的时候。

咨询师:记得那次家访的时候,你说过"现在挺信任爸妈",可以认为过去的不信任渐渐被信任替代了吗?

G:他们现在的表现也在改变,现在挺好的。

咨询师:和你有关吗?

G:是的,我好了,他们心情也会好一些。

咨询师:如果他们现在出现了争吵,也和你有关吗?

G:前几天有过,但和我没有什么关系。他们会争执,相互间有时不太宽容。

咨询师:看来可以这样归纳:他们之间的不合,不一定是因为你;因为他们面对的压力来自很多方面。但你却可以帮助他们走出各种矛盾。

G:是这样的。

咨询师:你小时候也这样觉得?

G:我明白了。他们以前的争吵也不一定因我导致。但我如果更好,他们会得到一些安慰。

咨询师:你现在是否掌握了让自己及时调整的方法呢?

G:是的,我小时候并不懂这些。

咨询师:这是一个过程,你未来会比今天更好。那么你现在是怎样的情绪呢?

G:害怕没了,心情也平静很多。

咨询师:你的害怕原来一直是一种自责。

孩子在家庭中经常会为父母之间的恶劣情绪承担不合理的责任。这是孩子人格未独立的一种标志。当然,有时父母也会主观上让孩子来背负不符合其认知和年龄的压力和责任,这叫"家庭责任前置"。这种责任前置一方面会让孩子出现早熟而脱节于他的同侪者,导致同一性混乱和人际关系疏离。而另一方面就会出现成长停滞和成长幼稚化现象,难以摆脱对人的依赖。G属于后一种情况,咨询师通过认知调整,让他与父母亲的矛盾进行分离,同时也让他明白自己的好转对父母的影响力。

G:一直以来,母亲不开心我就会很难受。现在看来,我不应该痛苦和自责。

咨询师:妈妈听明白了没有?他现在说的一番话很重要,当你们有矛盾时,其实他不应该有责任。但如果他不采取行动帮助你们解决痛苦,他就会自责,成为了一个什么事都愿意主动"担当"和"凑趣"的人。除此以外,他不知道该怎么做。这更多地是一种焦虑而不是悲伤。

G：但我们就应该表现得有责任感。

"责任"这个词包含着强迫和要求的涵义，是一种必须实现的义务。所以一旦"责任"无法完成，履行责任者就会受到相应惩罚。如果"责任"和自身的身份、能力不统一，那么就会产生"羞耻感"，这是焦虑和自卑的源头。G就是这样。他默默地为自己增加了很多不属于他的负担，当他说这就是"责任"时，只是在享有唯一的乐趣——一种"成人化"的表述。而内心世界并不能承担这一切自揽的"责任"，因为他的内心还居住着一个"未满足的孩子"。

咨询师：在"这是一种责任"和"这是可以去尝试做好的事"两种表述间，你觉得哪一种更合适用在你父母关系的处理上？

G：这两个概念有区别吗？

咨询师：你不觉得有区别吗？

G：那就让他们痛苦吧！

咨询师：你是说这两种情况都不选，直接放弃是吗？

G：管不了就不管了，让他们痛苦去吧。

放弃！这是在无法自拔的痛苦中最好的选择。只要不放弃生命，一切放弃就都是暂时的。不属于自己义务和能力范畴的本就该放弃，当用"放弃"保全了当下的自己，成长的空间也随之增大，这对未来的责任和担当会起到夯实基础的作用。G突破了咨询师的界定，展现出他的灵活和智慧。

G：我可以不管他们，但还会这么想，这就是命运吗？怎样的努力都显得乏力。一切像是可以预感，人生从一个地方走到另一个地方，如果过去是一片苦海，那未来就是一片沙漠。曾经最美好的时光并没有在美好的状态下实现，而我现在走出了苦海，要面对具体的生活,路由责任来铺就,负责任才能走下去,这些只能靠顽强和坚持。每想到此,就重新感到生命的无助和失望。很多年自己一直是沉睡的状态,醒来发现知道自己该做什么,但一旦走下去,就呈现另一个状态。我感觉到自己将要承担和面对的是什么了。

咨询师:妈妈听懂他说的是什么吗?

G母:我真没听明白,他有时会有一些感慨,我儿子的思想很丰富。

咨询师:他在为未来充满责任感的人生路途而忧心。这本身是值得欣慰的精彩表达,但其中也包含了三层有问题的思想,这会让他对未来产生困惑。第一层就是过去的"苦海"夺去了一生的快乐,未来没了快乐只有责任;第二层就是责任就是负担和痛苦;第三层,自己无力应对人生规律和命运安排。在这三层观点中铺就的未来之路,就是一片沙漠。我总结得对吗?

G:是的。

咨询师:你能反驳自己的观念吗?比如过去的"苦海"淹没了一生的快乐。过去就是一生吗?

G:看来不是,其实现在也有快乐。比如完成运动、看书和学习。

咨询师:责任等于负担和痛苦吗?

G:没能力去完成责任就会成为负担和痛苦。

咨询师:如果有能力呢?

G:那就不会了。

咨询师:那么你会怎么做呢?

G:提升自己的能力。

咨询师:那么还觉得责任就是负担和痛苦吗?

G：不会了。

咨询师：你觉得无力应对人生规律和命运。那么你认为一个农村的孩子，没有机会读书，他也无力改变局面，他的人生会是怎样的？

G：可能一生都是农民。

咨询师：不。这孩子后来成为了你的父亲，名校的社会学博士，成功的高科技企业创始人。

G：……

咨询师：当一个人被强迫进入封闭严酷的训练环境，比如"奴隶养成所"，他的人生会怎样呢？

G：会压抑成抑郁症。我当时参加"奥数"就是这样，被逼着学习，扭曲了性格。

咨询师：你又猜错了，看来你的"命运预感学"有很大的逻辑问题。我说的是《三十年战争史》的作者。

G：席勒？

咨询师：是啊。他14岁被强行送到军事学校接受训练，这也为他创作出《三十年战争史》打下了基础。看来你提出的三层理念都说不通。

G：我明白了。

咨询师：你说过"只有活在当下才可以获得第二天的希望"。我几乎把这话当成名言记录着。曾经也和你探讨过不要把目光停留在过去，也不要急于想着远处。把焦点关注于当下的具体行动，就可以降低抑郁和焦虑。

G：我得记住自己的话，并努力做到。

这一段认知调整对话迅速引导G发现错误的核心理念，并及

253

时进行纠正。来访者经常会在对话中暴露出某些观念上的"盲点",这是咨询师最需要关切的地方,是进入转折的关键。在这一刻进行"挑战"式的探讨往往可以获得惊人的"战果"。

咨询师:对于父母,他们的关系是在转变吗?

G:是的,他们可能会好。但我只要看到妈妈难过,就没有信心了。

咨询师:所以我们除了关注他们的关系,妈妈的心态也需要关注。

G 母:我有时心脏不好,也在看病。

G:你也应该来咨询我的心理老师。

咨询师:那我今天就给你们母子一个关于心理健康的小任务好吗?现在给你们心理健康的十大标准,然后每天给自己对照着打分。安全感、良好的社交能力、良好的表达能力、良好的学习能力、良好的自信、明确的自我目标和需要、理性的思想、步骤性或计划性、善于原谅自己、健康的人格状态。

G 母:记下来了。

咨询师:社交能力也反映了与人交流的愿望和主动性。表达能力就是语言上要有良好的组织结构。

G 母:理性的认知指什么?

咨询师:指不要用情绪说话,而要用理性思考。

G 母:健康的人格状态怎么理解?

咨询师:人格就是外显的较一贯的风格。所以人格的评估就主动询问别人吧。人格健康的人不仅自己感觉好,和别人相处也比较流畅和舒服。

G 母:我明白了。

G：安全感能再解释一下吗？

咨询师：安全感就是自己在与人或环境相处时的容纳程度。

G：安全感欠缺就是不够踏实和专注吗？

咨询师：可以这么理解。

G：我要学会宽容。

咨询师：你已经越来越宽容，表现得已经很不错啦。

咨询师把健康心理的十大标准拿出来作为 G 下一步发展的目标是有意义的。因为他已经逐渐摆脱病态心理的桎梏，而随着咨询的深入，将心理健康标准作为长远的咨询目标有利于增强他坚持下去的信心。在咨询过程中，咨询师需要随时收集来访者的情况反馈，包括来访者的自评、其家人朋友的反馈、咨询师的评估以及客观测量的数据。根据各方面的信息，咨询师对咨询的计划和进程有了清晰的把握，便于作出有效的调整。

在你的精神深处，有一个呼之欲出的欲望，可称之为原欲或本能。毫无疑问，它丑陋而自私，但正因它的存在，你才得以生存；而生存之余，你又痛苦于它主导了你生命的存在，痛苦于在生命之余，你有了道德。所以真正让你痛苦的是附加的道德，而不是生命的欲望。

第二十四章　囚禁的欲望

打开 G 的日记，这次他没有完整记录：

"今天，我想写些别的事情，关于男女之间、夫妻的爱……到现在为止，除了妈妈以外，我很少接触女性。十三四岁时，对同班的女生还抱有过朦胧的兴趣，但也有排斥。后来的几年，在抑郁的情况下……"

咨询师："在抑郁的情况下"怎么了？你没有记录下去。

G：抑郁会让我更加自卑。不过我还有一种深深的自责，觉得想到女性就是一种罪恶。

经典精神动力学说认为神经症来源于利比多（主要包括性欲等欲望）受到压抑所致，即本能不能得到合理释放或自我转换而产生的神经症症状。这个概念如何解释在孩童期就产生的伤害呢？于是弗洛伊德又提出了人生发展阶段理论，以欲望作为划分依据，认为"性念"贯穿于人的一生。利比多产生爱意和依赖，所以才产生子恋母、女恋父的异性依恋,直至青春期性念由潜水状态钻出水面,开始成为意识层面"日思夜想"的事物。而同性恋只是在人类的心理发展过程中异性依恋的需求被扭曲或抑制后产生的"拟制性依恋"。

G有着一般男孩对女性的向往,却又有着强烈的恐惧,这来自于其父亲——同样的男性在家庭中欲望的压抑——与母亲经常性的争吵和不快乐的情感关系。G很容易把父亲作为模仿的对象和人生路径的指向。当他不得不关注母亲的情感时,对父亲就满怀矛盾,而这内化到自身就是爱与不爱的冲突。其实这是人类自身成长的苦恼,在没有寻到解脱时的必由之路——解决不了的都交给神吧。宗教为此制定了许多行为限制,有些成为现代法律的渊源。G认定自己有罪,他带着罪行行走人生,而这样他能好受些,毕竟"有罪"的人再有些"罪恶的念头"貌似也"正常"了。

G:昨天去了教堂,非常冷。我想将来我可以为教堂买一些空调,能够暖和一些。这是一种帮助,我能认识到这一点,是看了《圣经》之后。在日本时,就开始怀疑生活,怀疑我的做事方式有问题。什么才是正确的活的方式?因此痛苦了十几年。我总在想,我的这种活的方式能教导他人,或使他们从中得到什么吗?我不清楚。以后结婚的话,这种方式能给子孙带来帮助吗?

咨询师:你能想到未来的子孙,这挺不错的。

G:这是我的希望,我总得往前看。

咨询师:如果要实现希望,就得面对现在的困惑。你不知道什么是活着的方式,你怎么看这个问题?

G:活着就需要面对挑战。

咨询师:我同意,挑战无处不在。

G：如何做到不被挑战击败？

咨询师：人的生命在运动中，有各种需要，而最大的挑战来自于内在的需要面临客观的挑战。这需要我们在现实中拥有更多实力，也可以从控制自己的需要着手。

G：控制能力。

咨询师：对。所以我们有两项学习任务，提升"影响别人"的能力及"控制自我"的能力，这是两项非常务实而又基础的能力。

希望从来都是人类经验的重要组成部分。每个人心中都有一个"我希望……"的自述，当能够表达时，就是行动的开始。席勒曾说"看到希望就得先看到挑战，不然只会让你更加失望"。所以希望永远是一个"悬而未决"之物，吸引你向前。而过程中，无可避免充满挑战。摆脱和战胜挑战，提升自我的成就感，是接近并最终实现希望的唯一途径。但希望不容往后看，G 在表述中总不忘记他的往事，咨询师不断引领他聚焦于当下的问题，但他总会自动转移到过去。扯住他往后走的不仅是他未完全处理的"旧伤"，更是他对未来挑战的回避。过去虽是"苦海"，却已经培育出"苦水"中泡成的习惯，同时还有"长不大"所带来的被宽容和为所欲为的好处。

咨询师：你怎么看"影响别人"的能力呢？

G：我不清楚。

咨询师：可以大胆地做一些假设！在没有标准答案之前可以允许假设，假设是有用的。

G：我处在这种环境下，没接触高等教育，生活状态一度也很糟糕，在这种低谷的状态下我也能走出来，并且自己做一些事。我凭着这些经历告诉别人，我有能力帮助他。

咨询师:说得非常好。帮助就是通过自己的能力去影响别人,并让别人因你的帮助而得到改善。你今天开始时说到想帮助你的子孙,假如你的子孙也因为一些困难得了抑郁症,你有没有能力帮他?

G:能。

咨询师:为什么?

G:我摆脱抑郁症的经验。

咨询师:当你的儿子在看欧洲近代史的时候你能不能给他帮助?

G:能。

咨询师:为什么?

G:因为我已经研究过了。

咨询师:那么还有太多你可以用经验和知识去影响别人的方面。

G:其实我也在受着别人的影响。

咨询师:每个人都是这样,从被影响到影响别人。

G:上帝是最有影响的。我记得你曾写道:"拿破仑被黑格尔称赞为马背上的世界精神,但是即使如此伟大,拿破仑死前却无限悲凉地感慨道:'我曾经统领百万雄师,现在眼前却空无一人;我曾经横扫三大洲,如今却无立锥之地。而耶稣远胜于我,他无一兵一卒,未占领过寸尺之地,他的国却建立在万人之心。世间有两种武器,精神与利剑,从长远看精神必将打败利剑'。"

咨询师:是的。带着爱的影响才是有意义的影响。对一个孩子来说,更直接的影响来自父母吧?

G:是的。

咨询师:对一个求偶的男性来说,女人是最有影响力的,反之亦然。

人因为看到自己的影响力及对他人的意义而感到自身的价值。价值感几乎可以成为所有抑郁者的最强药剂。咨询师引领G探索各个领域的话题,寻找一条出路——真正的康复之路。当话题转到男女关系上时,咨询师举出法国总统离开公开的女友而密会其他女友并被记者曝光的例证与G探讨。G对此表现出强烈反应。

G:我觉得人类太没羞愧感。个人在良心方面能做到绝对真诚吗?我们没资格批评,任何评论或打击都是一种伤害,我们希望把问题妥善处理。人类为何不能给予更多理解呢?看别人的不幸,哈哈大笑,这是很舒服的事情。但这种伤害却让人产生隔阂,而且很难弥合。

G的反应令咨询师吃惊,他站在人性自由和善意的角度来审视这一事件,他同情的是这位被监视和曝光的总统先生。G觉得人总有过错,但我们不能在批判他人时,自身却带着污垢。惩处罪犯时,自己也是一个罪犯。正是人类对"己所不欲,勿施于人"的一再突破,导致了各种关系的破裂。

G:十六岁时,我一直在想,如果爱一个人是为了得到回报,那这份爱是真诚的吗?我发现做不到绝对的真诚。这种细节现在渐渐模糊了。

咨询师:你要知道,虽然法国总统的事被曝光后,让他产生了不大不小的尴尬,但民意统计显示,法国国民却大多能理解这位总统。你今天表现出来的人文精神和多数法国人是一致的。看来你可以研究法国文化了。法国是浪漫的国度。

G：如果在美国就是丑闻了。

咨询师：为什么美法文化截然不同？美国可是新大陆啊。

G：他们提倡"勤俭清洁"的生活，但是也很难真正实现，许多时候反倒成了一纸空文。

咨询师：所以这很矛盾。一方面禁欲，一方面又有欲望，可能这就是人性。你身上也有这样的矛盾。

G：是的。但我还没表示要禁欲。

咨询师：你有没有释放自己的欲望？

G：通过转移。

咨询师：什么促使你去转移？什么指导你去转移？你一定是立足于某个理论、某种想法才去转移它。

G：是的。

咨询师：你担心让它随意发展的后果才会转移它。

G：是的。

咨询师：这和禁欲有太大区别吗？你只是在欲望的前进道路中画了一个大大的禁行标志。

G：是的。

咨询师：为什么要这样做？

G：因为爱！只能这样说。

咨询师：爱不是源于欲么？

G：那就是同情吧。

咨询师：为什么是基于同情？对自己的？

G：对他的。

咨询师：他是谁？

G：不特指谁。

咨询师：因为欲望释放后会伤害别人，所以你同情别人。

G：不会伤害。

咨询师：欲望是你自己的，你为什么要同情别人？

G：这种行为……（叹气）

咨询师：感受一下。你有性欲吗？

G：有啊！

咨询师：你释放了吗？

G：没有。

咨询师：转移掉了？

G：对。

咨询师：那很好。

G：写东西，看书，唱歌。

咨询师：转移意味着什么？为什么不能去面对自己的欲望？

G：这也是一种追求，希望通过转移让自己心里安静。

咨询师：难道面对欲望会让自己更糟糕吗？

G：担心"恶"的一些问题，一旦进入欲念，人就难以控制。

咨询师：你觉得这是"欲望"的问题还是"欲望被压抑"的问题？

G：（沉默）

咨询师：你向往女性，这是欲望的表达吗？

G：是的，但我可能会伤害她们。

咨询师：所以你内心向往，但意识中却否定自己的欲念。你表面禁欲，但心底又不想禁欲，你是不彻底的禁欲主义者。你认同我这样的说法吗？

G：把我矛盾的人格表达出来了。

当咨询师与他探讨完"影响他人"这个话题后,希望就"控制自我"的话题进行展开,但如何切入,则需要有所设计。其实咨询师知道,控制自我主要是控制自己的欲望或需求。而从抑郁症中渐渐走出来的 G 目前的需要就是爱,其中既包括年龄本身带有的"性冲动",还有对家人、社会的。G 已经在"自我控制"了,甚至近乎是"禁欲",因为其理念上是否定的。但这种否定是一种预计自己得不到"爱欲"前的自我保护——反正得不到,我先有一个"禁"的姿态,这样就不至于面对失落。

在咨询中,G 提到从家庭中获得的经验——欲是可恶和罪恶的,他的母亲因为丈夫在欲上的没有自持和把握而造成了家庭长久的伤害。在此处,咨询师轻轻扰动他内心的冲突,让他因为家庭中他人的"过错"而潜伏和压抑于内心中的欲呈现出来,让他看到欲是无法回避的事实,"控制"不应是"禁止",而应该是合理引领、合理释放。

咨询师:这种矛盾和冲突不断加深而得不到解决,就会形成情绪障碍。

G:那么除了寻找心理治疗外,宗教会有用吗?

咨询师:嗯,宗教是神秘而崇高的。

G:是。

咨询师:讲究大爱,不讲究个人的小爱,因为小爱跟欲相关。

G:我常想到你所说的幸福的概念:内心需求满足后的一种可持续性的情绪体验。当时没能完全理解,因为它跟我当时的活法有冲突。

咨询师:我们谈到了很关键的一点,你做了一个假定,即父母的生活模式,你一定会继承。所以为了避免走父母的老路,你摆脱常人的爱欲情仇,直接转向宗教,转向那种更大的东西。你突然把自己架空,架得很高,下面全是很大的空洞,空中楼阁。宗教是不是空中楼阁?很高,虚无缥缈,捕捉不到,是在你脑海中形成的一种观念而已。但是,你又是现实的肉体,越是转移,这个欲就越紧随,然后就变为欲魔。你开始自责、自罪。很多人因此形成扭曲的心理,产生了极大的攻击性。

G:是的,这说到了我的根本上,我对自己的伤害就是这样。我看了一些关于宗教异端的资料,非常理解他们为什么像发了疯似的,其实疯狂也是一种性的发泄。

咨询师:那么如何避免这类压抑欲望后的负作用,这就是需要合理"控制自我"的意义所在。

G:也就是有需要时得去追求一下,是吗?

咨询师:非常好,你能表达"追求",这也是一种希望。比如追求女性,能够激发出爱好生活的热情,你能为此包装自己、改善自己、提升一些能力……知道还包括哪些改变吗?

G:要注意自己的言行,提升自己的知识层面,注重言谈举止。

咨询师:还有吗?再想想。

G:得要开始赚钱了。

咨询师:对。然后就开始想着怎样花钱,所以责任感就开始提升,从工作责任到家庭责任,你开始对父母好了……貌似好处一连串啊。这么看来,是不是现在需要开始正式地面对自己的爱欲?这是"控制自我"的开端。

G:是的。第一步,要非常小心。

咨询师:当然,我们会一起面对。

当问题讨论到这一步,G终于放下了对"欲"的戒备,敢于直面

"欲"的纠结。对于他这个年龄的男孩来说，有情感需求和欲望再正常不过。但是曾经的家庭经历却牢牢地束缚了他的思想，使他形成罪恶感，并从宗教中找寻安抚。但宗教无法解决的是他的"欲"，于是便直接扣上一个"罪"的帽子。人的原罪就是指人的原欲。宗教简单"惩罚"式的标签，并不能从根本上解释人们纠结于"欲"中的痛苦。而咨询师提出的"控制自我"显得更为人性，这是在尊重人欲的基础上，对欲进行合理的分流、疏导和排解。有了良好的"控制自我"的能力，再结合"影响他人"的价值感，那么一个健康、有生命力的人就可以独立于世，带着自信、迎着希望前行。

抑郁症犹如一本失去主题的书籍,虽还在继续书写,却信马由缰,不知所终。生命之灯在退避和迷失中渐渐失去光泽。不管怎样,请紧勒住缰绳。迷路时暂时停步,翻开人生的地图,寻找正确的去路。而这张地图就是一本本汇集知识的图书,摆脱抑郁带来的狭隘、重建人生主题,需要认真阅读。

第二十五章　我爱抑郁症

这次 G 的日记里记载了这么一段话:

"前两天的情绪都有所波动,在与咨询师及时沟通后,明显好转,并在咨询师鼓励下,做一些自己能做的事。可见:1. 正确的认知非常重要! 2. 在允许的情况下'坚持一下'是很重要的。"

咨询师:看来你越来越正面了,要知道正确的认知几乎是解决抑郁问题最核心的按钮,所以现代治疗技术中才有认知疗法的出现。而认知疗法不管从疗效、速度、复发情况来说,除部分急性重度抑郁症外,一般对中度及中度以下的抑郁症来说,认知治疗优于药物治疗,当然更不会产生任何药物导致的副作用。现在更多人已经意识到,通过药物治疗与认知治疗两种手段结合进行抑郁症的改善非常有康复意义。而你所说的第二点也非常棒,坚持一下是迷人的,其实就是在症状产生时,让自己的意识停留在一个观念上:会过去的,这只是病魔在干扰我,这是暂时的。然后让自己的所有想法集中于自己的某个部位或某个快乐的生活片断,只是聚焦在这一点上,慢慢等待自己的理性回归。其实只要这样坚持一会儿,抑郁症就会悄然无息地过去。这经过许多和你一样症状的来访者的验证,证明是有效的。

今天的咨询,和以往一样,咨询师首先向 G 了解最近几天的情况,包括睡眠和其他情绪状况等。之后,G 开始热忱地与咨询师讨论耶稣受难的问题。后来,他表示自己不理解耶稣受难的意义,也不了解自己为什么得抑郁症。

咨询师:我们今天也可以进一步了解自己的抑郁症,这算不算一种回顾呢?毕竟一路走过来,主题虽然很多,但其实都是针对抑郁这个核心主题,你说呢?

G:嗯。其实我得抑郁症是有作用的,我说过,是为了改变现状。

咨询师:我记得,你是为了应对当时难以面对的"奥数"课程。

G:其实不止是学习,还有当时面临的生活。

咨询师:你的生活无非就是家庭。

G:家庭。

咨询师:父母关系。

G:父母关系。一直以来的社会关系。

咨询师:你真了不起,你通过得抑郁症来改变这一切。这和耶稣受难相似,都是为了拯救?

G:我还没这么伟大,只是当时感到不舒服,想要改变一些什么。

咨询师：你通过得抑郁症来表达对社会的一种态度，是不是？

G：没错，这是我唯一能表达的。

咨询师：也就是说，第一个假设是你能够改变家庭的结构、状态，我同意这是一个非常好的假设。我不是第一次听到，有很多人都会这样，得病后可以让父母更关注他们。

G：你说的是得了病之后。我得病前就觉得这个家有很大问题，母亲对我的态度有很大问题，同时我在学习上也遇到了很大的问题，这么多问题压着我，我觉得自己可能会生场病，不是为了让他们关注我。我觉得遇到这么多问题，作为一个孩子不生病才是奇怪的事。

咨询师：这么多问题，有时生病也是一种解决方式，虽然代价不小。你觉得呢？

G：当时并没有想这么多，只是希望自己更醒悟一些。

咨询师：更醒悟？得抑郁症会让你更清醒？

G：因为终于可以有更多时间思考，这样会使自己清醒一些，也能让我更坚持生活下去。

按照现代积极疗法的理念，任何心理问题本身并不是问题，而是沟通出现了问题。从 G 的论述中分析，当年权威化的成人们尽在关心自己的事情，从夫妻关系、社会生存，哪怕是孩子的教育，也是从自己的期望出发，对孩子自身的想法、观念和情绪都持漠视态度。孩子不是机器人，他有自己的思维判断和情感发展，当权威们在漠视他的时候，他总得关心自己，于是就会陷入无尽的思考。这种思考是沉寂和孤独的，而且容易沉陷不可自拔，就像上了瘾一样，因为这样可以获得好处——"不上学了""父母着急了""恶毒的老师管不着了""讨厌的同学看不见了"……，真是好处多多。对孩子来说,没有生存危机逼迫着他们重新扬起头来前行,有吃有穿而且突然还有这么多嘘寒问暖的关心。所以就病一病吧,又怎么了呢。

咨询师:等抑郁症治好了,你是清醒了呢,还是仍不清醒呢?

G:应该是更清醒了,清醒之后再走一个方向。

咨询师:你说这句话是真的吗?思考过的?

G:没有。

咨询师:那么思考好后说真话,告诉我,抑郁症治好以后呢?还能保持得抑郁症的这种清醒吗?

G:能。

咨询师:理由是什么?你的起伏是不是对抑郁症的一种依恋呢?

G:恐怕不是。

咨询师:你说能感觉得到?感觉到什么?感觉到你越来越清醒了?

G:能更坦诚一些,我觉得。

咨询师:你得抑郁症会让你更坦诚?那么抑郁症好了,是不是坦诚就消失了?

G:我这个真没想过。

咨询师:会消失吗?

G:没必要让它消失。

咨询师:也就是说你还会保持这种坦诚,保持抑郁症下的坦诚?

G:那倒不是。

咨询师:抑郁症可以让你更坦诚,抑郁症好了以后,你觉得你还能保持坦诚是基于什么？一定是在得抑郁症之前并不坦诚，所以得抑郁症会让你更坦诚，对不对？抑郁症好了以后呢？你又回到了得抑郁症之前的状态，是不是又不坦诚了呢？

G：不是。我不害怕这种感情，这是一种整体的接受，我现在得抑郁症，所以……我暂时只能说到这里。

咨询师：好，你对抑郁症还有什么假设？除了坦诚以外还有什么假设？

G：对人性的接纳吧。

咨询师：得抑郁症后，你会对人性有更好的接纳？

G：整体接纳吧！重新接纳过去我认为不合适，不正确的东西。

通过这一番讨论，咨询师看到 G 对于抑郁症有很多接纳的地方。这不能简单地说好或不好，关键不在于接纳抑郁症，而是接纳患有抑郁症的自己，不因为自己有抑郁症就自暴自弃或悲观绝望。当然，自责自罪和无望感本身就是抑郁症的症状之一，但若咨询师和来访者能共同努力逐渐消除症状本身，抑郁症也会逐渐被打败。在这里，咨询师要引导 G 看清，当他不再患有抑郁症时，一切会更好。

咨询师：你觉得得抑郁症好不好？

G：我觉得好，要是不得这个的话……

咨询师：你觉得得抑郁症好？那你还能接受不得抑郁症的不好吗？

G：不得抑郁症的话，总会失去一些东西。

咨询师：失去什么？

G：失去得抑郁症的好处……

咨询师:你真是狡猾！那我问你,你觉得你的咨询师——我——有没有抑郁症？是一个有抑郁症的咨询师,还是一个没有抑郁症的咨询师?

G:是一个不被抑郁症所困扰的咨询师。

咨询师:又是一个很精辟的回答。也就是说我没有被抑郁症困扰,也没有享受到你前面所说的好。你说得抑郁症是好的,那么咨询师没有得抑郁症,就没有得到抑郁症带来的好处。没有得到这些好处,就说明我被种种烦恼困扰着。我没有借抑郁症来摆脱它们是吗?

G:我没有说你没得抑郁症,而是你没有被抑郁症的副作用所困扰。可能你通过得抑郁症获得了好处,但你却又能不被抑郁症本身带有的痛苦症状所影响,那可能是你作为咨询师的强大和坚忍。当然,每个人都会有各种烦恼事,我也认为在遇到烦恼的时候,每个人都会进入抑郁症状,痛苦、沉思、想发火、不想见人,等等。只是如果有强大能量的人,有勇气去克服抑郁带来的副作用,就像你一样,还能帮助到别人。这样多好。而没有这样本事的人,比如我,就只能被你帮助了。当然我逐渐强大后,也会和你一样,不会受抑郁症状干扰,但不代表我不能抑郁了。

咨询师:你的这个思辨很有意思。你想说抑郁症本身不是问题,不要这么恐惧,而唯一的问题是没有找到和抑郁对话的方法,如果有了方法,抑郁存在又怎样呢,何况抑郁本身就是一种正常的情绪。是这样的吗?

G:嗯。

咨询师:抑郁症是合理的,有没有处理抑郁症的方法才是关键问题。那你再总结一下,抑郁症最大的好处是什么?

G:抑郁症最大的好处就是放松自己。

咨询师:放松自己？怎么理解？

G:放松一些,感觉就是这样。但是我有时想变得更舒服、活得更好的话,是不能这样的。但当时我不清楚,也不知道怎么办。

咨询师:我只是想让你看到,当你面对困难的时候你采取的方式。你用抑郁症来逃避各种各样的困难,对不对？

G:是。

咨询师:虽然通过抑郁症你获得了"好处",但是这个"好处"是真正的好处吗？你能否再认真回答一下,抑郁症对你意味着什么？

G:病。

咨询师:那你认为的"好处"和这个病之间的关联是什么？

G:逃避,及逃避后的"副作用"。

咨询师:不逃避的办法有吗？

G:十多岁的孩子怎么会有,除了逃避还能怎样。

咨询师:那么你用抑郁逃避了之后,爸妈关系更好了吗？

G:表面上好了,实际上没有和好。

咨询师:你希望他们怎样和好？

G:当然是希望真的好。

咨询师:其实在一个孩子生病的家庭中,心情怎么会好呢？心情不好就会加深双方的埋怨甚至怨恨。这就是你看到的现实吧？

G:是的。

咨询师:那你想怎么做呢？

G:让他们更有力量。

咨询师:能更具体些吗？

G:其实我的好转已经在证明我可以面对了,我相信他们看到希望了。

当一个人面对无法抵抗的压力时,要么赴死般地对抗到底,这种一意孤行也是一种心理障碍,称为偏执。要么就让自己蛰伏装死,这倒是飞禽走兽遇到危险时保存生命的一种本能,是超越意识之外,活跃在潜意识中的生本能。一旦触及危险,恐惧会令人激发自主神经系统的交感效应,心跳变慢,出现退缩回避反应。当然,个体还是有区别的,有些人在遇到危险时,自主神经系统激活迷走效应,出现亢奋躁动反应。G 是前一种情况。一直以来人们以为抑郁只是一种单纯的病,却不知相比较而言,心理疾病的发病机理更为抽象和复杂。

一直以来,咨询师和 G 都在共同努力对抗他的抑郁症,但是抑郁症离开他以后,他该怎么办? 他需要更好的方式去应对自己生活中的困难以及问题,他需要相信这一点,而且也一定能找到其他的方式来应对。这样,他就不需要逃。逃,意味着恐惧,也意味着不自信。如果 G 没能学会更好的应对方式,他也许还会陷入抑郁,最重要的不在于咨询的一番工夫是否白费,而是届时的挫败感将会更强烈地打击他。如同戒除物质成瘾的人,一旦复吸,会在身心两方面遭受到打击。

咨询师:太好了,我相信你发自内心地意识到什么才是你想要的。抑郁症只是在你面对障碍没有更好的办法时才有好处,当我们更强大时,就会去面对问题。你得和各种问题对话、谈心。

G:不能对话和谈心的呢?

咨询师:会有这种情况,但你可以权衡它们和自己的关联度,如果无法摆脱,也无法对话,那就去挑战。挑战如果失败,那就针对自己的弱点去学习提高,充分准备后再来挑战,直到让对方回到谈判桌前。最终争取双方的妥协,而目标就是要么彻底战胜,要么实现合作。

G:我在你这番话中感受到《三十年战争史》一书中的精髓。

咨询师适时对来访者进行心理信息的给予在咨询中是必需的,积极心理学提倡来访者是自己的资源,鼓励来访者从自己的经验中寻找改变的力量。来访者自身的经验资源当然是改变的第一序列资源,咨询师所给予的应算作第二序列资源,咨询师引导其了解和探究的书籍阅读等为第三序列资源,第二、第三序列资源又可以成为来访者的新经验而对其产生疗愈作用。

G:我觉得我善于接纳,包括对抑郁症,这也是你曾鼓励过我的。

咨询师:是的,我曾经和你探讨"接纳"的意义,但是你可以接纳什么? 无条件的接纳可能会接纳到有害的东西。所以我们不是无条件地接纳全部,而应记住后面还有半句话,"无条件地接纳可接纳的东西"。这里有两层意思,我接纳你的情绪,却不接纳你的自杀动念。

G:一分为二,这样好像更相对,而不是绝对化了。

咨询师:是的。因为我们在遇到糟糕的事情时,可以选择多种不同角度的认知判断,赋予这件事情不同的意义。当然不同的意义就会产生不同的情绪,不同的情绪也会产生不同的后果言行。这是可以选择的,没有唯一答案。既然如此,我们有什么理由放弃正面的不去接纳,而去接纳负面的呢? 即使我们可以接纳和理解负面的情绪和想法,也不能枉然接纳负面甚至过激的行动。

G：无条件地接纳可接纳的东西，而非不可接纳的东西。可接纳与不可接纳也是有标准的。

咨询师：(笑)我曾经和你说过心理健康的十大标准，标准是一个基础方向，而人对幸福的追求是无止尽的。

G：明白。

咨询师：我们更不能接纳违背人性的东西。

G：你解释了我以前的困惑。

咨询师：那最后谈一谈，你回去之后会怎么思考？

G：可以想想其他方面，可以是不伤害的，或者恋爱方面。可能躺着听听音乐，画画放松。

咨询师：今天的整个过程，你回去之后回顾一下。从我第一个问题开始，耶稣受难的意义，然后探讨关于抑郁症的意义。我们又说到跨越障碍的模式。整个过程你能够简单地整理一下。整理好后，我相信不仅对你有意义，对相当一部分医生或患者都是有意义的。

G：明白。

在本次谈话结束后，G 的日记记载道："今天我意识到这几点：1. 抑郁症是有害的，他认为我有些依赖抑郁症。抑郁症如同障碍，很多人跨过去了，而我没有。2. 因为没能过去，所以障碍还在跟前。即使躺下努力享受，障碍依然在眼前。3. 我个人认为，现在应该坚定意志，学习如何跨过障碍，而不要停留在原地。4. 我要无条件接受可接纳的事物。"

本案例的咨询模式，不是某一种治疗方法的生搬硬套，或某一种理论的牵强附会，而是对应来访者本人的专业定制流程。在本案中，咨询师针对来访者的喜好来对应设计治疗策略，来访者笃信

275

《圣经》，咨询师就在咨询中将宗教问题作为探讨内容来激发来访者的对话欲望。咨询师也会阅读来访者喜爱的书籍，了解其喜欢的事物或人物，沉迷的游戏信息等。这些都是一个合格的咨询师需要专门去了解的。当这些事物吸引来访者时，那么咨询师就必须了解吸引他的关键是什么，其中蕴含着来访者怎样的需要。助人的意义就在于满足被助者的需要，而表面的需要可能是不合理的，但这不妨碍咨询师去探究对方内心潜在的核心动机，因为那一定是可以理解的。大量的临床案例已经告诉我们，人世间任何问题，其实都只想证实两件事，"我是可爱的"和"我是有能力的"，当这两项核心动机被挑战时，就会出现各种抚平损伤的表层需求和行动。透过未满足的需求去洞察核心动机，直接触及动机最柔软处，完全可以起到最关键的疗愈作用。而其间各种治疗手法的应用，只是各种配套工具发挥各自作用的陈列，这就是本案当中咨询师的治疗模式。

我们生存的意义是受制于当下的情绪感受、认知判断和对未来的希望的综合体，而最容易忽视但最不能忽视的，即意义是经验的产物，关系又是经验中影响力最大的部分；家庭关系的互动一旦出现裂痕和挫折，社会关系的补偿就显得极其重要，如果两项关系都不完整，那么经验就会阻断从当下到未来意义的延伸。

第二十六章　受困的家庭关系

G 在这次咨询前的日记中这样记载：

"其实，父母并不需要对一个快到青春期的孩子抱有内疚感，从一个单细胞开始，你十月怀胎，一年哺育，然后他牙牙学语，蹒跚学步，看着他抽枝拔节，茁壮成长，你不欠他什么。如果父母可以用积极的眼光去看待所有的不幸，那么幸运之花可以在孩子心中盛开。心理学中说'父母敢于给孩子积极的假定，相信孩子会自己解决成长的困境，那么平和的心态，富有创意的生活会重新回到你们身边，孩子也会因此尽快摆脱青春期的混乱，找到一条适合自己成长的路'。"

咨询师：你这篇日记里用的"内疚"这个词非常好，令人充满想象。你是怎么解释的呢？

G：父母亲并不快乐，他们痛苦和失望的表现下，眼神中流露出的却是内疚和无奈。

G在这里谈到父母的内疚感,这在咨询师的临床经验中得到过验证,大多数涉及孩子问题的来访父母都会对孩子的问题产生强烈的内疚心理,有些也会引发父母之间的相互指责。这种内疚心理反馈在孩子身上的不是歉意,而是严厉的态度和规则的强化。这是一种与内在感受不对称的行为表达,除了进一步加深自己的内疚感外,令孩子更是无所适从,并错过一次次改善关系的机会。而缺乏信任和安全感的关系一旦缺失,那么任何要求都成了空谈。

G在咨询开始谈到昨天看到的一个孩子,他主动与孩子做了一些交流,觉得他不怕犯错、胆子很大,联想到自己在那个年纪时感到各方面的压力,那时候的自己经常退缩。G母认为这与自己在孩子小时候对他的教养方式有关,使他缺乏与外界的接触。G认为自己被迫要遵守很多规则,不遵守就会被批评、惩罚,对此感到很害怕,多年来一直处在这种压力状态下。

咨询师:你觉得在你记忆中有人给你设定很多规则吗?

G:有,小学一年级之后吧。

咨询师:你喜欢这些规则吗?

G:有些喜欢有些不喜欢。

咨询师:你怎么去面对这些不喜欢的规则?

G:忍耐,一直是用忍的方式。

咨询师:你这一路走过来,一直是用忍的方式。我很想知道,除了忍以外,对这些忍下去的东西有没有释放?

G:我觉得没有,或者说很少。但我会通过其他形式发泄。以前只是纯粹的发泄,这个过程本身并不快乐,之后也还会有不舒服的感觉。但现在,我会通过运动、调节呼吸或者写作等方式来调节,并且在这个过程中,我感到很舒服,很享受。现在和以前有本质上的区别。

咨询师:非常好。在过去忍了那么多东西,现在还难受吗?

G:我觉得不难受。因为现在已经掌握了走出这种情绪的方式,因为我想变好。最近这段时间待在日本也不会感觉那么不舒服,因为我已经了解了这种情况,这种感受。可以说我能够坦然接受了,已经知道怎么处理了。除此以外我还可以跟别人主动沟通,实在不行日本也有唱歌的地方,或者还有其他的方式可以解决这个问题。比如说以前因为鼻子或者身体可能有问题而担心,现在我可以问问别人我是不是这样,可以主动向别人了解情况,这之后心里就会轻松不少。

我把负面情绪合理化(又称为情绪调整)分成以下几个步骤:

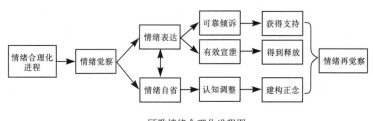

顾歌情绪合理化进程图

G 自己已经意识到,他掌握了很多正面有效的宣泄情绪的方式,因为他有着改变自己和走出抑郁的强烈动机。在以前,他很害怕遇到新的问题,而现在,他有信心,相信自己能够去面对和解决。咨询师在咨询中将继续就他童年的记忆进行重新建构,用愉快的记忆替代来自父母的不良记忆。

咨询师：小时候，妈妈为你做些什么事让你最感觉舒服？

G：对我来说就是她骑着自行车，我在后面坐着。

咨询师：是妈妈骑着自行车的时候。

G：跟妈妈一起骑上去，这时候还是很舒服的，记得最清楚。

咨询师：这种感觉很好。如果前面骑车的换成爸爸，你感觉会怎样？

G：会稍微有一点点变化。

咨询师：会变得更好么？还是会……

G：会陌生一些。

咨询师：会陌生一些？那么，跟爸爸在一起还记得最舒服的是哪一刻吗？跟爸爸在一起什么状态下最舒服？

G：在学校，遇到问题的时候，爸爸会挺身而出。

咨询师：也就是说爸爸带给你保护的感觉。

G：对。前几天我和爸一起回家，路上我们去商场看看衣服，也很累，爸爸说我有时迷迷糊糊的，但我在这个过程中感觉很不错，真的不错，比一个人走的时候更舒服。虽然肉体上的感觉不是那么舒服，但是给我的整体感觉很好。

咨询师：嗯，所以爸爸妈妈都有留给你快乐的记忆？

G：对。

咨询师：如果你们三个人坐在一起，会不会保留这种快乐？

G：那倒不是那么回事。

咨询师：我想听听你怎么解释这个情况。

G：有时候有些不和谐。

咨询师：不和谐。那在你的记忆中，哪一段的记忆是最和谐的？

G：五岁以前，家庭首次风波出现之前。打那以后，我爸开始一个人出去的时间多了，有时候不回家，这时候开始有不和谐了。

咨询师：还记得此后还有相对和谐的阶段吗？

G：这个倒不记得了，只记得最不和谐的时段。十岁左右回到中国，生活还不稳定的时候感觉最不和谐。

咨询师：但后来是怎样摆脱当时"最不和谐"的阶段呢？

G：可能是适应了吧。

咨询师帮助 G 努力寻找生命历程中的"例外"——与父母快乐和谐的一幕。每个人都在"经历"中成长，但成长并不意味着能减少亲子关系对我们的影响。同时，没有积淀的"当下"只是一个时间维度而已。所以，心理治疗的目标就是将过去的"污染"转变为学习和感悟，这就需要从过去中提炼出正向的精神，也需要重新建构"习惯性的记忆"。

下一阶段，咨询师让 G 与 G 母各画一张家庭关系表，对比两人在各个生活阶段对幸福感评价的异同，结果他们评分最低的时期一致，其他时期有一定差异。

G 母：十岁左右是我和孩子刚从日本回到中国，回来后我发现他父亲和以前很不一样了。

咨询师：发现变化了是吗？

G：发现他很多我不知道的事，因为他先回来一年，我和孩子还待在日本。

咨询师：还有呢？

G 母：那时我很想把更多时间放在家庭关系的改善上，但和他父亲总是吵吵闹闹，而且孩子那时候特别焦虑。

咨询师：孩子的反应还是很敏锐的。也就是说你们感觉最低

落的时候,正好是孩子状况最低落的时候。但是从你表中反映出,
开始出现问题的时候你是四十岁,那时候你孩子几岁?

G 母:我儿子差不多五岁吧。

咨询师:在他五岁的时候你的幸福感开始降低,而 G 那时候并
没有相应出现低落。

G 母:应该是,刚开始我们的矛盾还是避开孩子的。

咨询师:G 幸福感的最高峰是在六岁。

G:那时候主要是我心情比较好。

咨询师:那时没有意识到爸妈和家庭出现问题么?

G:稍微感觉得到。

咨询师:稍微?

G:没觉得那么可怕。

咨询师:怎么理解?

G:我那时候不愿意交朋友。六岁的时候,我有一次考试成绩
不好,把卷子扔了。

咨询师:把卷子扔了?

G:那时候我爸爸很生气,大约有一个月都是绷着脸的,我就很
害怕。

咨询师:六岁?

G:对。之后就是七岁的时候我的情绪开始有一点下去了。

咨询师:通过你画的这个图表,我观察到相似的地方和不相似
的地方。在不相似的地方,爸爸妈妈一定花了很多工夫,最起码没
有在儿子面前表现不和。

G:我很小,还感觉不出来。

咨询师:所以没意识到对吧?五六岁的时候你还没有感觉到,

没那么明显,是么?

G: 对。

咨询师: 那么,我们的认知能不能不要受困于这个家庭,就像你五六岁的时候?那个时候,家庭已经出现问题,但那时你的幸福感最高。因为你的注意力当时并没有在他们这里。你的注意力在哪里呢?注意力很重要,你专注的力量在哪里?上次我也和你爸爸单独交流了,我说:"你们的儿子很在意你们的夫妻关系,这虽然是儿子的心理困惑,但却是你们折射给他的。"我跟你父母说他们需要调整,对他们来说,经历了这么多年后需要去改变,妈妈也想改变,爸爸也想改变,但是他们毕竟到了这个年龄,都是五六十岁了。

G: 对。

咨询师: 你已经做得很好了,专注力已经从父母这里开始转向知识的摄取、运动和思考,以后的视野一定还会更加开阔。我们每个人都会经历从家到社会再到家的三阶段,第一个家就是原生家庭,我们来源于斯,受制于斯;第二个阶段就是成长和发展阶段,我们通过与社会更大层面的接触和感悟,建立独立的人格,拓展自身的控制力与影响力;第三个阶段就是自己的新家庭,你将在这个家庭中完成情感的归宿和繁衍的功能。你如果受第一个阶段影响太深远,那势必影响第二和第三阶段的发展。可能影响是现实的,但你的主观意识已经开始向第二阶段进发了。听说你在父亲公司的实践也非常不错,大家反映都很好。

G: 是的,我在公司里很适应,这为我转移了很多注意力,我把焦点关注在自身的提升。这是前阶段情绪好转后,我的又一个进步,说明我可以工作了。不久我还需要自己赚钱养活我自己,以减少父母的负担。

咨询师耐心的正向引导让 G 能从旧有的家庭关系中找寻含有挫折的历史画面,然后解释和处理,让 G 不断在正向澄清中得以释怀,这种"手术刀"式的传统疗法结合现代积极心理学的理念在 G 的治疗中取得了良好的效果。

下面,咨询师继续给 G 和 G 母分析他们所画的家庭关系表,发现 G 母在结婚的时候满意度很低,由此引出了他们婚姻关系的话题,而家庭环境又对 G 产生很大的影响。于是 G 母提到当时结婚的一些情况,包括婆媳关系问题,自己一直在忍让。咨询师使用叙事疗法,来描绘 G 父母的婚姻图景。使用这种技术时,咨询师运用适当的方法帮助来访者找出遗漏片段,以唤起来访者改变的内在力量,不同的建构故事的方式使人对自己的经验有着完全不同的理解。

咨询师: 理解父母亲的婚姻是怎么回事,能让你更好地认识这个家。现在最起码我们知道一些信息,本来你我并不知道。一个男人,一个女人,这个男人很爱这个女人,所以他对这个婚姻很满意。而这个女人并不是那么爱这个男人,她发出的感慨是"世俗啊,这个社会太世俗了",但这就是她的选择,因为她也是世俗的、现实的。(对 G 母)你在追求现实,而他却沉浸在浪漫中,所以说他是快乐的,他的快乐指数很高;而你因为更现实,你的情绪或者快乐指数比他低,因为你对现实屈服了,屈服的是你不是他。

G 母: (点头,无奈地苦笑)

咨询师: (对 G 母)所以我想问你,这样的婚姻基础,和后面婚姻出现的问题有没有关系呢?

G 母：真的没有。他怎么可以这样对我儿子，在他出轨的时候……

咨询师：你是判断还是确认他出轨？

G 母：千真万确的。

咨询师：好，这个故事我们继续讲下去。一个快快乐乐的男人终于找到了他心仪的女人，他自己的幸福指数很高，但他却娶到了一个幸福指数不同步的女人。这个女人不快乐，受困于现实，而那之后她的年龄也渐渐大了，因为家庭放弃了攻读研究生，而这男的却完成了博士学位。

G 母：（苦笑）

咨询师：在日本这个异国他乡，生存本就艰难，但他们的努力没有白费，站住了脚跟，男的在外学习工作赚生活，女的在家打理照顾小孩。忙碌一天的男人回家并没见到为他的努力而快乐的女人，生活就是这样的现实，男人炽热的情感随着艰辛的现实而渐渐让位于平淡和习惯，这个家都回到了现实，爱的浪漫不存踪影……这本身就是许多爱情和婚姻的故事。但后续的发展开始走向个性，太太更加忧郁了，而他工作也更加繁忙……

G 母：其中还有很多故事。

咨询师：下面应该让你来续接这个故事。

G 母：双方家庭的差异会带给对方一些影响，许多人也会认为是双方的家庭差异把他的幸福指数一下子拉回现实。而他本人认为他没有找到一个很理解他的妻子。

咨询师：是这样？

G 母：这些当然都不是根本，实际上是我在不断谦让和容忍，但是他不理解，觉得他的所作所为没有什么，后来就乱套了。

咨询师:(看着 G 母的表)这个故事往后发展还有非常多的故事,但令人欣慰的是,这个女人在五十七八岁的时候,她的幸福指数是最高的。那不是现在吗?

G 母:是啊,因为我想开了。(笑)真的想开了。

咨询师:(对 G)你让我们都很有成就感。在恢复的过程中,没想到父母的感情、你妈妈的幸福指数竟然是有史以来最高的。

G 母:(笑)

咨询师:妈妈能不能给儿子布置一个任务?把妈妈的幸福指数交给儿子来帮助提高。

G 母:好,希望儿子能为妈妈幸福给点力量。妈妈现在对你充满希望,你也给妈妈更多希望好吗?

G:好的,我觉得这个任务……我可以尝试去做。

G 母:我觉得如果他越来越好的话,我的指数会越来越高。不是说要让 G 帮我什么事。G 自己好起来的话,那我的指数就高了,我现在也没有别的要求。

G:这个任务我也觉得不是那么困难,但也会有一些担心。

咨询师:能描述一下你的担心吗?

G:那种担心应该说有时有,但没有规律。我印象最深的是小学三年级时,我妈有一次把头发留长了。可能她也想跟爸爸关系更亲密一些。结果那一天,我就觉得非常害怕,非常紧张,我就躲在书房里看了一天书,当时也不知道是怎么回事。现在想来不知我爸妈是不是突然关系就不好了? 这是关于我产生恐惧的想法,因此我觉得如果以后想改变一些事情,改变之后会不会有那种恐惧,会不会很糟糕?这种恐惧在我一生中都困扰着我。

咨询师:我理解你的恐惧感,但提出两点:第一,父母的亲密会让家庭氛围更好还是更恐怖？第二，小学三年级某一件事的影响可能在现在想起时还有感受，但如何让它的影响到此为止，而不会影响你的一生。

G: 我知道。但我妈其实也有一些问题，比如她有时想寻求一些别的，这也能理解，但有时我还是会感到担心害怕，而现在我想要杜绝这些，想走下去，虽然还是感到害怕，但我知道该走下去，只有走下去才能变好，要是一直停滞不前的话就永远没有变化。

咨询师: 是的，起码你可以坚持走下去，这也代表过去的阴影对你的影响已经无足轻重了，是吧？

G关于小学三年级的回忆对咨询非常有价值，他表达出内心的新的恐惧感，来自于"母亲突然向父亲表现得亲近"，这种突然的转变让当时的G无所适从。母亲与父亲关系的裂痕可以让母亲成为自己的"独占"，在享有母亲"全部的爱"的同时，却焦虑恐惧于父亲的"惩罚"，这是一种天然的"同性"竞争关系。当母亲突然留起长发向父亲散发女性"诱惑"时，G内心的痛苦来源于"背叛"的嫉妒和伤害。这种家庭内的心理动机往往存在于父母（夫妻）关系混乱的孩子的潜意识中，构成他们早期的人际关系模式——敏感、多疑、恐惧和嫉妒的混合体。

G: 我也不清楚为何有这么多痛苦或苦难？别人都不担心，为何我担心呢？

咨询师: 你怎么知道别人不担心？

G: 因为我没看出别人因为这个困惑得如此严重。

咨询师: 如果你不说，你觉得别人会看得出吗？

G: 当然看不出。

咨询师:是的。所以你也看不到别人的。

G:也许就是这样。

咨询师:所以你永远也不知道我下一个个案的问题在哪里。就像下一个个案也不知道你的问题在哪里一样。

G:也可能是这样。

咨询师:明白了吗?所以你的担心可能来自内心对世界、对信仰有着自己的理解吧!这种理解,就像每个人刚出生时那么纯洁一样,是一张白纸,一尘不染。但是,随着年龄的推进,就会有很多的色彩在我们身上书写或者勾勒图像,它可能也是你人生的一条痕迹,我觉得这其实也挺美。我们今天就这样了,好不好?

G:昨天一直在干活,在家里做家务,找一些事情做。明天上午我可能就会去公司,中饭之前就回来,您看好不好?

咨询师:OK,非常好。

我曾经见过一网友在网上发帖《活着好累,直播我的死亡,希望朋友还能记得我》,写道:"说真的,还没有自杀的勇气,买来了半打啤酒,我相信醉了就能义无反顾。谢谢这个世界曾经爱过我……不要问我为什么,本来一个人在外面就很累,可家人却还是嗜钱如命,把我置之度外,这样的父母实在让我太难过了。"后来,这个网友上吊死了。咨询师希望G知道,还有比他更加不幸的人。在G痛苦的时候,最后父母还是寻求了心理咨询师,而世界总有许多不幸的人,在没有找到可能的社会支持时,无奈地走上了绝望的道路。

职业心理师的工作和其他危险职业一样，不可稍有疏忽。哪怕长期咨询的来访者，咨访关系一旦稍有突破，就容易陷入困境。时时刻刻都要严格按职业规范做事，不逾矩。

第二十七章　我恨咨询师

　　在 G 的近期日记中摘录了这样一段话：

　　"我们赋予一个人某种意义，并将其纳入自己的计划中，其实，这个人不是我们想象中的那样，而且他也同样有权利把别人纳入自己的计划。"

　　咨询师：这段话太好了，父母总把自己的孩子擅自定义，并纳入到自己的人生蓝图中；老师总是把学生擅自定义，纳入到自己的升学指标中；领导总是把员工擅自定义，纳入到自己的业绩考核中。太多这样的事例了。这些"理想"注定差强人意的根源就在于忽略了对方的感受和需求。

　　其实在咨询师表述这番延伸话语时，还想说"咨询师总把来访者擅自定义，纳入到自己的职业得失中"，但终究没说。而 G 却很敏锐地谈及咨询师布置给他的任务，觉得自己坚持的过程很辛苦，也开玩笑地跟母亲说"恨死"咨询师了，但坚持下来感觉很好，对自己的帮助很大。G 虽如此释怀，咨询师却不得不对 G 所记的这句

"哲言"进行必要的反思。

咨询师：在你恨的记忆库中还有过谁？

G：太早的记忆库我不想去触动，但眼前，我有时还会恨之前的那个咨询师，感觉浪费了太多时间。但这种情绪我觉得将来应该可以处理好。我现在已经在工作了，应该能够消化和理解，努力理解……

咨询师：你如果恨他的话，离恨我也就不远了。他曾经想帮助你，动机是善意的。你怎么理解想帮你的人呢？

G：您说得对。所以我现在很认同你所说的，但我不喜欢被控制。

咨询师：这和控制没有关系。恨的行为和不喜欢的行为不一样，你要搞清楚这两者的区别。

G：您说得对，我现在很认同这一点，可是我不希望我……

咨询师：所以恨和不喜欢是两回事，你可以说我不喜欢咨询师，知道吧？

G 在此以"恨"咨询师作为一种挑战手段，表达一种平等的不可被忽视的意愿。

对咨询师而言，不会挑战的来访者是无力改善自己的，他们会把自己的真实和发展一起隐没于附和中；同样，充满挑战的来访者只是把咨询室当成了日常生活的平台，把咨询师当成他的另一个攻击对象而已，改善对他们来说往往没有挑战时的快感来得刺激。所以咨询师面对来访者的缺乏挑战或充满挑战都应有相应策略，激荡或是舒缓的手法，都存在于咨询师的工具库中。

同样，对来访者而言，咨询中没有挑战的支持是空洞的，而没有支持的挑战则令他受挫。引申到生活中,来访者周围的人如果提供支持的同时也提供适当的挑战,这是最理想和有意义的生活环境。

G:我还没体验过那种特别恨的感觉,有时跟我妈生气的时候也没有恨过。因为我觉得在某种程度上我需要她的爱。

咨询师:你爱过别人吗?

G:现在还有些模糊,顶多只是喜欢……

咨询师:因为没有爱的话很难体验到有恨,"爱恨交织"是有道理的。

G:我能说我不清楚恨是不好的东西吗?这很难理解。

咨询师:恨是一种依赖。

G:爱也是一种依赖。

咨询师:是的。恨是"得不到"的一种依赖情感,而爱是依赖得到了满足以后的情感。

来访者的求助往往在某一刻停滞,而停滞的节点就是他来求助前最后的"自我",可能是这个节点的损坏直接导致了停滞,也可能由其他故障导致。不管怎样,从这个节点中可以发现一些东西,意义的大小视来访者面对这个节点的态度而定。G 的这个节点很可能在于,在他正式全身心地与咨询师建立咨询关系前,与其他咨询师同时进行咨询的状态。从他今天的对话来看,他对前一个咨询师存有"恨意",恨意之所以存在,却是因为存在着更强烈的"期待"。

咨询师:工作痛不痛苦,工作状态怎样,包括我、你的妈妈、你的爸爸等人在内,你都可以问问,每天的工作时间怎么度过,他们是否喜欢这些,怎么面对他们的懒惰。

G:我想问您早上起来有没有觉得这份工作很累呢?

咨询师：我在工作的时候状态很好，我喜欢工作。工作的时候我可以忘记所有不相关的事。虽然我也会有各种感觉，吃饱了会撑，饿了会胃痛。我很难想象自己能永远很舒服地躺着，这种情况在我身上比较难发生。我当然也会生病，人不可能总是舒舒服服，永远开心。所以我们就得用一些有益的东西转移自己的注意力。我会有各种各样的状态，这个时候就需要用工作来替代那些不好的状态。

G：明白了，这是一种方向。

咨询师：对，工作或手头有事儿做是不是太好了？

G：对于这一点，我还得想怎么才能忍着不让自己懒惰。

咨询师：忍是什么？

G：心上横着一把刀，这意味着不愉快和被逼迫。

咨询师：是的，是一种压抑。所以让自己舒缓下来去做一件事，把对得失的关注转到如何把工作完成得更好。忍受是对责任和兴趣的放弃，只有去掉忍受的感觉，才可能拾起对该事物的责任和兴趣，那是做好这件事的开始，是从被动做到主动做的转折。

G：我一直认为忍受是一种道德，在日本就有忍术和忍者。

咨询师：那是一种武术门派，或者一种职业名称。同样，能学习忍术的人同样得发自内心地去喜爱和向往，而不是一味去忍耐，可以说忍者不忍才能学好忍术吗？

惰性是来访者推托问题管理行动的倾向。惰性其实是来访者在面对目标和计划时，被"不确定性"卡在了最初的步骤上。所谓的"意志力薄弱"只是一个抽象的标签而已，"确定性强"的人在面对目标和计划时，就容易突破最关键的障碍期，顺利"晋级"。所以咨询师总是在给 G 强化"确定性"，使来访者在康复的过程中，消减心理疾病带来的"好处",引导其看到家庭和社会对他的要求。

在改善的过程中,来访者将重新面对一个新问题——疾病后的成长烦恼。来访者会经历一个"忍"的过程,这是康复和成长两个阶段相交的状态,一方面来访者开始考量"任务"的合理性和自身的适应性,这是来访者"自我"强大的征兆;另一方面新的价值体系正处于完善过程当中,对事物还存在选择上的不确定性,这是新的人生目标和规划需要跟进配套的信号。

对 G 来说,当未来还不明确和自信时,他的思考总容易飘回过去的想象中。此时的咨询师仍然得保持耐心的态度,仔细斟酌每句话,并进行理解和恰当的引导。

G:我抑郁的时候,觉得自杀也是一种摆脱忍受的方式。

咨询师:杀人和自杀哪个罪大?

G:我感觉是同等的。

咨询师:你既然觉得是同等的,那么一个杀人犯被抓住了,你作为行刑者,依据法律对他进行处决。你觉得处决他和你自己自杀哪个罪大?

G:我自杀罪大。

咨询师:怎么解释呢?

G:自杀是有意识地将自己杀害,而如果是处决一个人,不应带着痛苦的感觉,而是带着责任感去做的一项工作。这和战争一样,在战场上奋勇杀敌是被豁免罪行的。因为那时是带着民族或国家大义去做一件"罪行",那也就不是罪了,还有机会获得各种奖励。

咨询师:是的。我看过《狙击手》这样的战争片,满怀着英雄般的斗志和激情去完成一项杀人的工作,并获得全民的爱戴。这是从利益的一方来看,而对被伤害的另一方来说却是罪恶,这是一个立场和角度的冲突问题。自杀则不论从哪种角度看,都是彻头彻尾的罪过了。

G:但自杀也可以成为英雄,比如日本的一些自杀的军人,不过我觉得这是更为冷血的方式。如果鼓吹自杀的话,这样的军队将会更加嗜血和残忍,真正"你死我活"的状态。

咨询师:如果在战争中杀敌或以法律之名处决罪犯仅仅是对被杀害者的"犯罪",那么自杀就是对人性的犯罪和人类生存本能的挑战了。

G:是的,但我同时相信,任何人刚开始都会有那种罪恶感。有些人扔掉后成了咨询师,有些人还留着,就成了患者……

咨询师:你是在拐着弯说到我了?

G:呵呵。

咨询师想要G对于自杀重新建立认识,因为G似乎把自杀看得很崇高。无论是自杀意念或自杀行为,都受到很多因素的影响,一部美化自杀的电影、一个偶像的自杀新闻,甚至歌德的小说《少年维特的烦恼》都可能鼓励一个人去实施自杀行为。而G,作为在日本出生和成长的孩子,日本民族中流淌的忧患意识和忧郁特质深深影响着他。咨询过程中,G提及宗教中的殉教,以及日本战败前"英雄主义"式的自杀攻击,并以此谈到了对日本文化的看法。G表现出对日本文化眷恋和批判的双重态度,这似乎就是他内心最深处文化的冲突。他是中国人,有着来自中国思想中对日本侵华史的固有伤痛和厌恶,但他又是在日本文化的熏陶中长大的孩子,依恋一种已经熟悉的文化也属正常。但这让G在中日两国的文化冲突中长久处于两难中,正如G从小目睹父母的争执,陷入了"我是谁"的身份质疑及"我该怎么办"的立场抉择,这势必是痛苦的。

其实人类的心理发展不可能脱离自身心理微环境、家庭小环境和社会乃至国家大环境,这三个环境互相影响,如果都能统一、和谐,那是幸运。但在实际生活中,最需要我们应对的就是在面对错综复杂的环境时,如何调整自身的心态。

咨询师:问你一个问题:到一个国家旅行,随便进入一个厕所,都很是洁净;而到另一个国家旅行,同样随意进入一个厕所,味道难闻。你能说你所知道的这两个国家吗?

G:前面的当然是日本,后面的是我们中国。这个我有体会。

咨询师:我这么问你是因为你妈妈曾经和我反映说我们这里的环境不如日本那么注重细节。我想,在日本很可能处处会整理得很干净吧。人类的嗅觉、视觉等感觉系统应该都一样,但其中的区别是什么?

G:懒!

咨询师:懒,还有吗?

G:善忍。

咨询师:忍。你是说中国人更善于忍这些不良环境?

G:麻木。

咨询师:不错,麻木,继续。

G:堕落。

咨询师:还有呢?

G:无奈。

咨询师:好了,把前面说的再重复一遍。

G:忍、懒、麻木、堕落、无奈。

咨询师:下面请作一个重要的评价。在这个上面写上"丑陋的中国人"。

G:我不愿意这么写。

咨询师:为什么?

G:写了中国字之后我就发现,要是这么做,我不就一样了吗?

咨询师:看来你还是非常狡猾的(笑)。看来我们还真得这样尝试一下。请你自己在上面作个评分,每项的满分是一百分,总分五百分,给每一项打分,没有就是零分。

G 为这五项分别进行了打分。

咨询师:忍 40 分,懒 30 分,麻木 25 分,堕落 15 分,无奈 10 分,总分 120 分,看来你对自己的评价不低啊。每一项都没有超过 50 分的。不错,你应该是认可自己的,也可以成为中国人中的精英了。

G:回国后,除了生病入院,我几乎很少接触太多中国社会。

因为 G 的母亲和咨询师提过咨询室环境细节的问题,也谈到过日本人对环境非常看重和用心。所以咨询师在唯一一次家访前,就环境的期待,几乎怀着一种"朝圣"的心情前往,但现实与期待却存在强烈的落差。这可能就是去一个地方,把那个地方优秀之处的形式要求带回来了,却没带回精神和实质;当然也可能那个地方只有浮于表面的形式可以学习。但作为咨询师,更相信不管在哪种文化背景下,家庭环境的整洁与否是和家庭负责环境的家人的心态好坏呈正相关的,因为这是他可以对家人进行"惩罚"并体现自身价值的意义所在。这种心态也会促使他在其他场合容易对他在意的事物进行评判,其实这就是行为投射机制,内心的微环境会以某种言行为媒介传递到家庭或社会的人际环境中,以心态作为基础来对外界作意义评判。这是个体的防御机制。其实 G 也有属于自己的投射性防御机制。当他把那些令自己讨厌的或不能接受的想法推出去的时候,会让心里减少焦虑。他曾在日本生活过,曾在一个特别的角度观察自己的国家,当他处于那样一个环境中时,他需要获得当地环境的认同,回国后又需要获得新的认同。他当时只是一个孩子,这一切让他矛盾、困惑,进而产生心理冲突,所以他会有防御。因此,当他真的能够认同自己的身份,接纳自己的不足,他反而会有力量去改变,心理也会变得强大。

咨询师:其实当一个中国人不喜欢中国的时候,实际上他一定不快乐,因为中国人只是一个抽象概念,而我们每一个人才是"中国人"的具体化。

G:是的,喜欢自己了也就能发现"中国人"的好,也就能看到中国的好。

咨询师:非常对。我们不能因为自己某一部分的不好就完全否定自己,同样,我们也不能因为部分中国人的某些缺点就全盘否定"中国人"。这些都是极端和非理性的看法,会影响到自身的情绪感受。要看得到改变的契机,也看得到好的方面。

G:明白了,《丑陋的中国人》这本书其实就是对自己作为中国人的批评和反思。

咨询师:你这样的引申非常好。柏杨是一个怎样的人?其实从书中也能略知一二。他是一个善于自贬的人,其实这也是一种中国的文人精神,即自我批判精神。因为有批判才会有变革,才不会陷入自大之中。

G:很伟大。

咨询师:其实你应该知道,有时骂自己很难。通过骂中国人来骂自己,你觉得这个转换怎么样?最起码他能意识到,而意识到问题是重要的第一步,这就是改变!其实他是给所有的中国人布置了一个集体任务,就是我们要改变丑陋,所以从这个角度讲,他才是一个爱国主义者。其实恨也是一种心理依赖的表现,那是对自己不要沉迷其间的警醒和提示。

G:恨是一种依赖,这又是一句我需要铭记的名言。

咨询师:而你对中国文化存在内心的冲突,其实有着文化对比下的偏向。既然是偏向,肯定是不公平的。因为你毕竟出生和成长于日本,价值观形成于日本。不仅你对日本有好感,其实中国也有很多年轻人对日本有好感。他们通过日本的音乐、动漫、电影等文化,领略了日本人的精神世界。自从和你认识后,我也开始听了些日本歌,你知道吗,不听不知道,一听吓一跳。我这么一个从小看抗日片长大的人,自从听了几首日文歌,心里好似也对日本产生了一种奇怪的情愫。因为日本歌中那淡淡的感伤非常容易让人形成情感上的共鸣,符合人类心灵深处的一种需求,日本人是努力、刻苦和奋进的,但他们也充满着无奈和凄楚。

G:你说得非常对。因为我在中国家庭出生,不知道其他人是怎么接受或者处理这个问题的。小时候我既喜欢日本,又喜欢中国。这就是一种矛盾,在思想上一直给我带来很大痛苦。比如说我对男女爱情和性这方面,在性格层面我不接受,但本能上又想了解。所以有段时间我一直忍着,但现在也努力寻求改变,去追寻真正的幸福和快乐。有时候这种改变对我的心理来说非常奇妙。以前我做一些事情的时候总会感到很恐惧,多多少少带着一些忍耐的想法。将来我的目标是改变这种状态。现在我感到很放松,我相信我已经变得更勇敢了,勇敢的同时我也会接受这种让人感到舒适的环境,就像有些性格开朗的人那样。我已经可以试着与他们接触。这种变化虽然很细微,但我已经觉得很满足。因为现在心中除了恐惧、不安以外，还有很多快乐和希望，我确定，我会变得更快乐。相信我能做到将自我重新整合，找到一种最合适的状态，在探索的这个过程中，我感到很舒服。

咨询师：我能感受到你在两国历史和文化冲突中自然产生的矛盾，但更欣赏你现在的勇气和精神。

G：虽然我现在心里还有一些恐惧和不安，但我在努力改变，继续往前走。我已经不会再用得抑郁症的方式来解脱了。我会采取别的方式，得抑郁症的方式是错误的，它只会让自己更痛苦。我会找到和尝试更多方式去解脱自己，这些方式不会让自己感到害怕和不安。

咨询师：我有一句经验之谈："摆脱抑郁症，就要动一动。"不仅是说一说，躺一躺，而是让你动一动。如果想要摆脱焦虑症，就要松一松，简单吗？

G：这很有意思。"摆脱抑郁症，请你动一动。摆脱焦虑症，请你松一松。"我两个都用，我既动了，也松了。

根据美国发展心理学家埃里克森的研究，人类希望的品质是在零至一岁半时建立的，这是人类出生后的第一个黄金阶段，在此阶段获得更多爱的体贴和回馈，就可以生成希望的品质。而高希望者对紧随其后的意志力及目标两大品质的形成也有很大的基础意义。根据埃里克森的理论，人在六岁前完成这三大品质的养成，而综合现代各种各样的幸福理论，几乎每种幸福学说都不能遗漏希望、意志力及目标性这三种品质。具备这三种品质的人，容易成为一个心理健康者，心理具有可塑性，他的语言和行为也更为积极。当他遇到不顺利的事件时，不会一蹶不振或无助无望。当他发现自己的错误时，即使一时不快，也能很快进行自我调节。而咨询师在此阶段的咨询，很大程度上是给 G 进行补课，补他曾经拥有过的，却又在发展过程中被非正常消耗掉的优秀品质。他的悟性很高，而比自身悟性更重要的，是他自我的求助动机是那么强烈，他能强烈地感受到自己的改变和提高。

我在治疗中发现,几乎所有的来访者都非常敏感。而健康生活需要"钝感力",这是日本作家渡边淳一发明的词汇,意思与"敏感"相对。生活中具有"钝感力"的人通常会慢半拍去应对,甚至有些情绪根本察觉不到。钝感系数高的人能保持情绪稳定和理性思维,从容面对生活的挫折和伤痛,行为也较为执着可靠。

第二十八章　空、通、松

G在本次日记中记录着这样两段话:

"这周过得不错,感受到了改进所带来的光芒,继续生活。……时间不等我,我爱我自身,即便露出自身可能不足之处。我现在没有感到火烧般的痛苦。"

一开始,G主动谈到他在公司实践的情况,他觉得自己有很多收获和进步。G急于要把自己的进步展现出来,咨询师能看到健康对一个曾经沉陷抑郁泥淖中的年轻人是多么令其愉悦,那种去掉枷锁的自由感的降临不亚于一次重生。

G:在公司学到了很多东西。有这个机会学习我很高兴,首先我已经能承受工作中的人际交往,除了承受以外,我学习如何控制、如何调节好自己的心情。然后就是实践,我现在已经处在实践阶段了。

咨询师：我看到你写过在读书时遇到不明白的句子就感到害怕。

G：这也不是什么大问题。我想知道其他人在遇到不认识或者不清楚的意思时是怎么解决的。

咨询师：你指不认识什么？

G：有些文章比较难懂。

咨询师：我有过这样的经历。我很早就看哲学，不懂的时候跟你一样有惶恐的感觉。但是后来我找到了可以不懂的理由，就像古语所说的"尽信书，不如无书"，不求甚解，我带着这种感觉读书，不完全相信它。什么叫不求甚解呢？因为我觉得很多写书的人他们自己都看不明白自己在写什么，那些哲学家他会自己把自己给绕进去，写出来的话像梦话一样，很多人还要硬去解释。很多人解读诗歌，解释的东西就一定是作者真实的想法吗？比如说"春花秋月何时了，往事知多少"，你知道这时候作者李煜想到了什么往事？很多人解释他是想到了故国，但是他也可能想到了快乐的童年，其实真正的情况没有人知道，所以不求甚解是最好的。我觉得你看书只是在看别人的精神、别人的作品，仅此而已，你要真正弄懂它，不可能，反正我绝对做不到。

G：这是一种态度。不懂的时候也可以查一些资料，我相信每个人都有适合自己的方式，只要不让自己出问题就可以。您说的这个我觉得不是绝对的，想探究就可以探究，不过确实没有必要过于纠结。

咨询师：我们阅读的时候，过于在意这一段或那一个字，其实都没有意义。你先跳过去，看到后面的内容，之前不明白的地方可能就能明白了。所以我觉得看书的态度很重要，这是从小养成的习惯。很多学习成绩好的孩子,他掌握的是学习的方法和规律。就像到了考试的时候,很多学生觉得内容好多,不知道重点在哪里;但是很多成绩好的人,他会猜题目,为什么他会猜得准?就是因为他懂得所学的东西的精神和真谛在哪里,他懂得学习的规律。考试考得不好的孩子,看书会从头看到尾,但是用这种方式很累,很花时间,他怕疏漏,因为他没有掌握正确的学习方法,他不知道考试是有规律的,老师出题是有规律的。读书也是一样,也有规律。语文课本中有个概念叫中心思想。什么是中心思想?中心思想往往就是一句话。

G:我记得。

咨询师:你可能记得朱自清的《背影》。兵荒马乱的时代,父亲送他到火车站,父亲很累,苍老了很多。在他要坐的火车即将出发时,父亲让他再等一等,转身去为他买橘子。在这个过程中,他看到父亲疲惫的身影,肥胖的身体翻过一个大栅栏,然后他看着父亲的背影……他的描述很细致,父亲是怎么捧着橘子,再交给儿子,然后就走了,他看到父亲的背影。你看他用了这么多的场景,用了这么细腻的描写,其实只想表达一句话,是什么呢?是他在这个过程中对父亲爱子之情的顿悟。

G:关于这个问题我有些话想说。我在日本的时候语文成绩很不错,但回国后一落千丈,您知道为什么吗?日本和中国出题的方式不一样。在中国,是让你去写、去背,以填空题和问答题的形式;在日本很多情况下是选择题,而选项大都很明确,比如有四个选项,其中有两个一看就是错误的,还有一个完全相反,很容易区分,不正确的选项都是为了衬托正确的选项。

咨询师:(点头)

G：类似刚才您说的这个场景讲到离别，人的离别是痛苦的。如果考试出这样的问题，要求我写这些内容，写的过程中我就会联想到爷爷去世的场景，会感到很恐惧，于是就写不出来。还有一种情况，比如对于一些问题，我觉得我这么答也是合理的，但正确答案不是这样，要求我一定要按正确答案回答。我刚回国时觉得非常痛苦，因为我认为并不是只有一种想法才是正确的，有些东西很难分清对和错，这世上没有太绝对的东西。

在咨询师向 G 澄清了自己在读书时的困惑与纠结后，由咨询师提到的内容，G 联想到自己在学习时的其他恐惧。随着咨询的进行，G 在表达自己的感受时越发自如。在他讲述的两种痛苦中，更困扰他的显然还是环境改变与适应困难带来的痛苦。他一直受困于相对和绝对，如果自己得不出一个可依赖的结论，他就会一直停滞在各种相类似的问题上。咨询师决定先打断他的负面思维，抛出放松的话题。

咨询师：上次你打电话要我教你放松，下一个阶段就想让你逐步学会一些放松的技巧。放松的方法有很多，分为内、外两种。内主要通过药物、饮食调节神经系统、改善情绪状态，让自己放松；外主要通过我们的意识调节肌肉、呼吸达到放松状态。当然我们还是以这种自我控制为主。因为通过饮食、药物调节其实也有一个前提，就是你无法通过自我调节进行放松。

G：（点头）

咨询师：其实有时我们不知道自己是不是放松。有时我发现很多人明明是放松的，却还问我该怎么放松，我问他现在放松吗？他说我不知道。那么怎么知道自己是不是放松呢？我知道我现在是不是放松,因为我现在没法紧张。我一紧张肌肉就会痛,因为我刚刚进行了一些肌肉性训练,稍微一抬手就会感到痛。所以只要我现在一点都感觉不到疼痛,就说明我已经完全放松了。

G:嗯。

咨询师:我能体验到自己是不是放松,那么你能不能体验到自己是不是放松?当然这是指我们外表的、肌肉的、骨骼的、运动神经系统的放松,除此以外,我们的思想是不是放松的呢?上次我跟你说"空、通、松",我看你做了记录,这是放松的一个很重要的内容,你别小看这三个字,它有无穷无尽的内容。比如说空,我们怎么才能让大脑放空?让大脑放空其实很难,大脑放空一定是在我们的脑波非常缓慢的状态下进行,而想要控制脑波是很难的。

G:什么是通呢?

咨询师:通就是畅通。我们的神经系统都非常通畅,没有任何阻滞,彼此相互连接。松就是在一种不给自己设置任何障碍的情况下,保持一种开放的状态。我们在什么时候会紧张?在遇到危险的时候。

身心之间的联结是非常微妙的。很多人的身体问题查不出任何缘由,其实就是某个问题阻滞在了心中。人的心中感到紧张时,植物神经系统也会有相应反应。而调控了身体的状态后,人的焦虑和紧张也会得到一定缓解。相应地,一个拘谨的人,他的身体是紧绷的,他无法开放地舞蹈。一个始终双手交叉在胸前的人,也不可能对万事万物怀抱有开放的态度。这也就是为什么咨询师始终坚持用放松和运动的方法去调动 G 的原因。

G:在可能遇到危险的时候?

咨询师：对。当你的大脑意识到可能会有危险发生时,你就会感到紧张。而松就是指你意识到这个是安全的,没有威胁。那么通呢? 我们有时心里所想的不敢说出来,你觉得这是通吗? 这就不是通了,当你意识到这个是错的,为什么还要去做? 当你意识到这个是不对的,你还去坚持……这些都不是通。我觉得通就是一种胆量,一种自我意识。告诉我,你现在最想说什么? 把你最想说的告诉我。

G：我觉得您刚才说的,虽然只有三个字,但其实内容很多,真要做到很难。我以前想让自己静下来,不静下来我会感到很痛苦,所以就会强迫自己静下来,这样大的痛苦虽然没了,但小的痛苦还在。但我希望最后能让小的痛苦也消除。比如虽然癌症好了,但还有其他的炎症,最终还需要把这些都治好,这样我才放松。所以如果能把这个强迫的过程变成"通"和"松"的话,我的问题就能得到解决。

咨询师：非常好,你的理解很棒。你可以把"空、通、松"的三个字写成一本书。

G 又与咨询师谈到关于新闻媒体的看法,以及对一些近期新闻的看法。G 是一个善于思考的孩子,而当他的思想汇集却又得不出一个让自己信服的结论时,他感到痛苦。咨询师的工作之一,就是引导他让优点和长处变成成功的优势,而非痛苦的源头。简单的探讨过后,咨询师需要询问一下 G 与父母的关系,因为到目前为止,家庭仍是他走出咨询室后所处时间最久的环境。

咨询师：你说得很好。现在跟你父母的关系怎么样?

G：还可以。现在我更理解他们了。

咨询师：很好。我还想问你，从时间的角度来说，你觉得过去困扰你更多，还是未来困扰你更多，或者当下的问题困扰你更多？

G：当下困扰更多。当下面对一些新的问题，有一些新的感受时，我不知道如何去面对这些新的感受。

G 的回答让咨询师非常高兴。他是活在当下的。一个活在当下的人不意味着忘却过去或没有目标，而意味着不受困于过去，也不焦虑于未来。其实，来访者和所有正常人一样，咨询师要把他们当成对当下的生活有抱怨的人，而不是总"盯着"他们的症状。不要认为他们对改变和治疗会产生矛盾的心情，来访者有智慧的累积，有些忘记了，但仍然有些是可用的。求助者有自身的资源和优势来解决问题和困惑，就像任何其他没有求助的人一样，他们自有对生活的看法，而且在很大程度上，这些看法是不容改变的。咨询师是协助他们觉察到自己是有能力解决自身问题的专家。当咨询师认为来访者就像问题一样必须改变的时候，就等于宣布来访者的无能，并夺走了他们自我改变的力量。所以，咨询师在与来访者交流时，要将重点放在当下问题的解决上，而不是纠结于过去的问题中，放在资源上而不是放在缺陷上，放在成功上而不是失败上，放在功劳上而不是责难上。同时应该使用普通的话语和常识，而不是以枯燥的理论阻碍来访者的理解。

咨询师：非常好。这是一个很重要的评估健康与否的标准。简言之，困扰于过去的，意味着可能是抑郁症，困扰于将来的可能是焦虑症，困扰于当下的则是一个健康人。你现在只是缺乏方法，你要意识到现在有更多学习和探讨的机会。我也在转换自己的角色，从一个纯粹的抑郁症的治疗者，变成你人生的一个陪伴者，或者指导者、聆听者,对不对?

G:(点头)

咨询师:你现在面对这些问题,一方面我会给你一些建议,另一方面你还是要阅读更多的书籍,而且是各种类别的,不要有偏向,这很重要。因为知识是会触类旁通的。当自己解决不了自己问题的时候,可能你通过帮助别人解决他的问题,自然地就找到了解决自己问题的方法。我这里经常会遇到这样的情况,很多人向我求助情感问题,我说你身边的朋友有没有也有情感问题?他说有。我说你也试着去帮他解决一下。当他在帮别人解决情感问题的时候,他把咨询师跟他说的方法融会贯通,然后突然就理解了,自己的问题也解决了,这叫实践决定认知。所以我们需要去实践,工作是实践的一种途径,但不是唯一的途径,其他还有很多,比如人际交往。我觉得实践非常重要,而你并不缺乏实践的机会。也有一种人,他明明有机会去实践,但是放弃了。你能试想一下,你什么时候会跟一个女人真的谈情说爱,你有没有这样子设想过?

G:我想过。

咨询师:最关键的是,你现在对感情是怎么看的?你觉得对你来说,男女之间的感情对你来说有意义吗?能给你带来帮助吗?或者会带来快乐的体验?那么是什么阻碍了你去谈情说爱?

G:我觉得能……

咨询师:我希望你能看到你父母好的一面,之后你也给他们一种反馈,反馈给他们的也是一种善良。其实你跟爸爸妈妈探讨的话题,我觉得可能更宽泛一点,包括你自己个人情感的话题,我觉得都可以跟他们探讨。你对自己的要求,不应该只是从一个病人到一个正常人,而应该是从一个正常人到一个更好的人。其实我觉得你现在已经在平均线以上了,你目前的状态比社会上的其他一些人可能更好。很多人认知偏差更大,行为就会很邪恶,你的认知水平比他们更高,所以要变得更健康、更幸福。这段时间你的状态有了起伏,而且是正常范围内的起伏,这也是健康的标准。情绪有时低落也很正常,情绪一定要有起伏,低落、高涨……

G:我们不说低落,换一个词。早上的时候我有点兴奋,晚上的时候……

咨询师:有一点消沉?

G:也不是消沉,听着大海的声音感觉内心有点宁静。

咨询师:我觉得这种情绪的起伏就更好了。我画一个图像给你看,你可能就明白了。这根线叫健康线,水平、不变。另一根波动起伏的是情绪线。你是哪一种?你现在是第一种、第二种,还是第三种?第一种可以说有时候在健康线上,有时候在健康线下,上下浮动。第二种是什么?完全在健康线上,情绪高涨;第三种在健康线下,就是平静、低落、忧伤。你是哪一种?我们争取第二种好不好?

情绪曲线是一个简单的观察人的情绪是否正常健康的方法。判断情绪高涨或低落,需要将目前的水平跟人一直以来的平均水平和正常的波动范围作比较,这个平均水平就是他个人的健康线。咨询中,咨询师向G进一步解释了情绪曲线,希望G能从原本一直低落的情绪状态,逐渐转变为正常起伏的情绪状态,一直处在健康线以上。在G对此表示理解并作了肯定之后,咨询师向他重申了认知调整的问题。

咨询师:心理健康最主要的就是认知健康。抑郁症主要是认知问题,主要是对世界没有好的看法。我的孩子这么小,我就开始让他一分为二看问题,不能绝对。举个例子,我问他偷东西的人有没有好的地方?他说没有,偷东西的人就是坏人,没有好的地方。但是我会告诉他,有好的地方,因为他可能是一个父亲为了他的孩子去偷,也可能是别人的孩子为了父母去偷。对你来说,他偷了你的东西所以他是坏人,但从其他角度来说,他不一定是坏人,我们不能全盘否定一件事,这就是认知调整,也就是我们不能以偏概全。

G:我接着想,何时才能变得更刚强一些?您刚才说得对,但我觉得不是把道理说出来了人就能够改变,有人能接受,有人不接受。

抑郁来访者的负性思维由于长期存在,已经成为一种自动化思维,要使它改变,的确不是一朝一夕的。但我们不需要因此就放弃改变。

咨询师:其实让自己放松的最好方式,是找到一个让自己放松的地方。不放松的东西一定是让我感到紧张的,一定有一种悲伤的、忧愁的、痛苦的观点在影响我们。这时候你需要像咨询师前面所说的,一分为二地看问题。对于任何观念,你看到的黑,它一定有白的一面。其实这种观念的转化,对自己非常重要。这是一种脑力游戏,从小就要训练。你看到不好,马上就能想到好,看到黑暗就能想到光明,看到痛苦就想到希望,这就是一个人的能力,或者可以称为智慧,而这种智慧是需要从小练就的。

G:我再加一句,一分为二这只是第一步。第二步,我们能把一分为二中好的那一部分,变成自己的力量。

咨询师:没错,把好的东西变成持久性的东西。

G:不要停留在一分为二的阶段。

咨询师:那还是初级阶段,所以我觉得你应该从这个星期开始,应该有这个意识。当这些问题出来的时候,你感到害怕,马上就想这个问题除了给你带来害怕,还带来什么。比如?

G:更多的进步。

咨询师:你开始对这个好奇了,对吗?人因为有好奇而成长,而不仅仅是因为害怕。因为有了好奇,我们才会进步。这就是你需要去思考的,而不要总沉浸在害怕中。你应该看到是好奇促使你感到害怕。但是好奇害死猫,猫的好奇又能给它带来什么好处呢?它能够获知更多的东西,它的代价是受到伤害,是不是这样?(笑)这叫认知转换。

此次咨询中,G还向咨询师谈及他计划想去读大学。但对于去哪里读大学,中国、日本或其他地方,内心还有困惑。咨询师鼓励G先将注意力集中在自我状态的改善上,而读大学的问题可以以后再慢慢思考。

如果你对死亡抱有恐惧,那么就建立明确而可执行的人生目标,这才会激发生的动力。其实,有目标的忙碌是对死亡最好的防御机制。

第二十九章　未来的自己

G 今天的日记记载了这么一件事:

"几天前养了一只小猫,是我从楼下抱来的,这几天对它的照顾由妈妈做,当妈妈对它热心照顾,小猫也很高兴的时候,我心中却燃起一股可怕的火,它应该被称为嫉妒。

我想是我看它可怜(它因为从小没有亲人,而被别人打伤过腿)才抱养了它,它应对我感到最亲密才对。而我害怕失去它对我的感情。这是我多么畸形、可怕的感情啊,我对此感到很痛苦。不过,逃避没有任何意义,感到不对是第一步,我们要继续前进。

它的本意是希望对方能更爱它,得到对方的爱,这本身不是错,但要知道对方也同样拥有灵魂,如果不显示对对方的爱,对方能够知道吗? 爱没有恶性伤害,给予和接受的两方都没有。当出现嫉妒等情感时,我们看到一把火,而既然渴望爱,我们就应表达……当然我相信接着还会有问题。它接不接受,或更简单地说我会得到它的回报吗?

先不要马上回答,爱对方是希望对方能得到幸福。当你关爱它后即使对方没有回报你，你的行为依然是爱，你的付出不是错误，当然没得到回报而感到痛苦的话（此痛苦没有对错，只有处理方式的妥当），那么我们接着要做的还是行动！想问对方，通过怎样的行动方式，才能求得好的结果。

回到嫉妒的问题，嫉妒中有份感情是希望对方最亲密于自己（换句话说就是希望对方最爱我），只能说这一点是错误的。这个世上（暂不讨论天国）我们永远无法保证对对方保持最爱。心中爱的顺序会有变化，但只要是爱，爱的作用是同等的……当然我们会对任何定律提出自己的质疑。但我个人警告，认为不要再去探索，不要怀着探究的心走下去。我会说痛心就哭吧，求解就祈祷吧。概括一句：行动——思考——祈求——行动——思考——祈求……对他人的依赖是最伟大的爱之一。"

咨询师：你这段话对人的情感的刻画非常细腻，最后的表述看似无奈，却又充满正能量。你看到了人需要依赖，而事实是人人都需要被爱。

G：是的。

又是火，只要G感受到恐惧，他总会用火来形容自己的感受。从与猫、母亲的关系中，G感受到的是"抛弃"带来的恐惧，谁被谁抛弃？母亲还是猫？或者G嫉妒的指向是母亲还是猫？G自己的描述是嫉妒母亲，因为猫是自己救助的，它应该对自己更亲密，所以G看似对猫产生了依赖。但G曾经因为母亲留着长发开始与父亲修好而感觉莫名的痛苦，那时他嫉妒父亲，因为母亲是他"独占"的，这里G是依赖于母亲的。到底依赖于谁其实并不重要。在这番表述中，G更看重的不是嫉妒本身，而是"情感回馈"，在意的不是他对别人的情感依赖,而是别人对他应有的情感依赖。责任感的建立是一个人成熟的标志,而他所需要的就是别人给予他付出责任感的机会。当一个人总是不能把责任和爱释放出去时,往往也是因为没人依赖他的这份责任和爱。那么他就会开始转向怀疑自己的责任和爱的能力。这个人就是 G。

上一次咨询他与父母一起参与了,父母反映 G 的情况又有了很多改善,而 G 却开始出现急切康复的愿望。这是咨询工作中经常遇到的情况。因此,咨询师除了给予共情之外,更多的是对 G 解释现阶段咨询的主要目标,抑郁在渐渐摆脱的情况下,对自己人生的发展和各种关系的相处就是现在咨询的主要工作。

这次咨询,咨询师计划用沙盘治疗技术带领 G 探索他的内心。托尔斯泰曾说:"人们常常想用发现别人的缺点来表现自己,但他们用这种方式表明的只是他们的无能;一个人越聪明越善良,他看到别人身上的美德越多;而人越愚蠢越恶毒,他看到别人身上的缺点也越多;能给别人台阶,自己也有台阶,能给别人面子,自己越有面子;遮丑是美德,行善得善举。"这段话用心理学来解释就是投射。沙盘治疗就是来访者在咨询师的陪伴下,从沙具中自由挑选各种模型:房子、车、植物、人偶等,在盛有细沙的特制箱子里任意摆放。这种游戏疗法结合了分析心理学理论和其他心理咨询理论,规避咨询阻抗,通过沙盘的创造投射出人的内心世界。

咨询师:十字架和耶稣代表什么呢?

G:实际上我也说不清楚它代表什么,代表的东西太多了。

咨询师:你最想拿掉的东西是什么?

G:如果接下来要做的话,我肯定把整个沙滩推开,把海去掉。

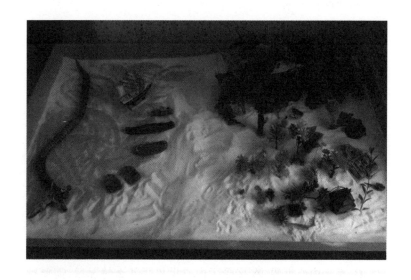

咨询师：填海。

G：是。

咨询师：这是你最想改变的，是吗？把海去掉？

G：可以这么说。

咨询师：海是你最想去掉的。你向往海吗？

G：我还不太认识海。

咨询师：你不太认识海？

G：对。过去我认为它与逃避连在一起，现在我不这么认为了。

咨询师：如果再让你加一样东西，会加什么呢？

G：那只会加自己了。

咨询师：这里没有你自己，还得增加自己。

G：是。

咨询师：这里面有家吗？

G:还没有。

咨询师:你意识到应该有家吗?

G:那倒没有。

咨询师:如果为这个沙盘做个主题设计,你会定义一个怎样的主题呢?

G:现在的内心世界。

咨询师:这是一个什么样的主题?给它起个名字吧。

G:寂静岭,游戏的名字。

咨询师:寂静岭?

G:它是日本开发的游戏,是个恐怖游戏。

咨询师:你以一个恐怖游戏来作为你的主题。

G:基于内心世界,在接受了内心世界是什么情况后,需要行动。你还记得我第一次写的害怕吗?

咨询师:嗯。

G:我现在也有一些害怕,比如我的性格就是这样,这些害怕很痛苦,我想消除这些痛苦,或者不带着痛苦生活。

咨询师:这里面有你的痛苦吗?

G:有。

咨询师:整个沙盘?还是某一个部位?

G:整个沙盘。

咨询师:整个沙盘都让你痛苦?承载着你的痛苦?

G:承载着。

咨询师:如果你手上有一个神奇的东西,能够摆脱这样的痛苦,那你会做怎样的改变?

G:我会把一些坏的东西,比如一些树叶放得更好一些,或者把猪换成其他动物,心里会舒服一些。拿掉一些坏掉的。

咨询师让 G 以摆脱自己的痛苦为目的对沙盘进行调整。沙盘如同房树人测验,参与过程中不需要过多语言。更好的是,当人的思想表达受限时,他可以通过沙具的选择来表达。同时,沙盘可以不断调整,使来访者的"自愈力"得以发挥。G 的咨询一直都在产生效果,但目前来说,他似乎遇到一个瓶颈,所以咨询师在这次的咨询里使用沙盘治疗的方式带领他看清内心的力量。

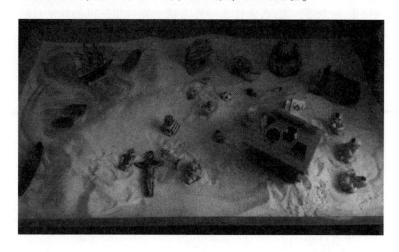

咨询师:如果这是一个新的主题,你会取什么名字呢?

G:未来的自己。

在分析了沙盘之后,G 提到他要去一趟日本,并谈到之前停药的问题。咨询师分析因为他很希望尽快康复,所以才认为应该断药,这个思路引发了 G 的思考。讨论过后,谈话的重点再回到沙盘上。

咨询师:有一条蛇,蛇代表着欲望;十字架,忏悔,那叫原罪。蛇配十字架,意味着什么?

G:药物,医生。

咨询师:为什么吃药?蛇配上十字架代表着生病,代表着罪,医生是用来治疗……

G:罪人。

咨询师:你发现吗?一切都是那么写实,整个是灰色调的,悲伤、悲哀。你说这是过去,其实这更像你的现在,因为你沉迷在宗教中。"人类一思考,上帝就发笑。"人一旦思考就会陷入痛苦当中。但是上帝在笑,人为什么一思考就会弄得很深沉的样子?思考凭什么不是快乐和平静的,一定要愁眉苦脸呢?人确实很奇怪。刚才,我只是提供了一个思路让你把痛苦的东西拿掉,没想到你把所有的都推翻,剩下的就只是十字架和船。你把海填平以后,又挖了一个小海,剩下来的东西全是玩具,全是孩子,代表着你的幼年。可是这个幼年,五六岁的样子却又是你的未来,你觉得这样才是快乐的。你觉得可以实现吗?

G:嗯?

咨询师:可以实现吗?你说的未来、理想,可不可以实现?判断一下可行性。

G:可以维持。

咨询师:能解释得更清晰一点吗?你说可以维持,我不知道现在沙盘里代表的是什么。

G:是接下来我想要得到的东西,但不是全部。

咨询师:也就是说,这只是你想得到的其中之一,你还要得到其他东西,但是这是重要的。

G:之一。

咨询师:那么就是一个步骤、过程。

G：是。

咨询师：是下一步的,还是再下一步的?

G：基本上现在已经开始得到了。

咨询师：非常好。

G：你不相信吗?

咨询师：不要去判断我,咨询师跟你对话的时候,只是代表你的一个声音而已,我只是你的一个思考。咨询师只是把你自己质疑的内容挖出来,没有我自己的东西。

G：我知道了。

咨询师：你还需要在这里表达一些什么吗?

G：没有了。

咨询师是一个引导者,有时候会教来访者如何放松自己,有时候会教来访者如何调整自己的负面思维,但是咨询师无法告诉来访者如何去生活。生活的道路属于来访者自己。如果来访者做的选择仅是为了迎合咨询师的愿望,他就变成了一个无能的孩子,即使来访者是成功的,咨询师也是失败的,因为来访者不是依靠自己的力量在前进,而只是因为害怕让咨询师失望。

咨询师与 G 离开沙盘室,继续开始咨询。

G：抑郁症虽然不好,但我已经把抑郁和放松连在了一起,抑郁出现时我不紧张,发现抑郁并没有什么可怕,然后再找事情做。现在哪怕抑郁和焦虑一起发作,也没什么了。我相信只要坚持前面两点,一阵就过去了。

咨询师：看来你已经很有经验了。

G：但现在还是会有困惑,我并没有全盘接受他们给我的那些。

咨询师:没有全盘接受,也就是说,你接受了一部分。

G:我接纳了我能接纳的部分。

咨询师:你还记得,非常不错。

G:关于不接受的部分,我知道除了他们的问题以外,也有我的问题,我不能把问题全部推给别人,自己本身还得改变。我需要行动,在能放松的情况下尽量放松。

G 因为某些原因需要跟随父母回一趟日本,咨询师与 G 探讨回日本对他的影响。G 认为自己情绪会低落、痛苦、烦躁,而且现在已经开始有了一些影响。

咨询师:要去日本了,前面你说现在充满困惑,能和我说说是哪些困惑吗?

G:说不清楚,但想到去日本就难受,我想努力控制,但很难。

咨询师:这次要去日本对你会不会造成压力?

G:不会。我觉得不去日本的选择还是正确的。因为在那里,人和人之间的交往会更难一些。

咨询师:多久没去日本了?

G:差不多一年了。

咨询师:一年以前你去日本待了几天?

G:两周左右。

咨询师:当时感觉好吗?

G:好像在地狱行军似的。在中国,人和人之间还算比较单纯;在日本,人和人之间是有刺的,如果进了一个圈子,那没有什么问题;如果不进某个圈子,你跟大家就是敌人。

咨询师:人和人之间也是陌生的。

G：中国还有点过去的风俗，比如聊天、问候。日本人彼此之间更隔绝。

咨询师：这种说法让我耳目一新。

G：小时候的同学关系也是如此。不过我还是觉得，人想要变得快乐、舒服，必须要把心敞开，这样才有更多机会，也能变得更幸福。你越是回避，越是避免不了，反而更难受。现在不感到害怕，有些东西敞开之后，放开就感觉很好。虽然抑郁症还有一些，不过因为这个影响的时间很长，需要时间慢慢消化。

咨询师：还记得日本给你的总体感受是什么吗？

G：在日本的记忆虽然也有痛苦，但相比在中国还行，因为回到中国才生病。

咨询师：我是指你能否说说在日本的美好感受？

G：日本很整洁、有礼貌，还有我许多童年的印象。

咨询师：这些都是美好的。

G：是的。

咨询师：那这次回去主要希望做些什么？

G：和父亲一起去，帮助父亲做些事。

咨询师：这也是你的意愿吗？

G：是的，我希望能为父亲的生意做点事。

咨询师：你相信你能帮到他们吗？

G：是的，我相信可以。我可以翻译一些资料，了解一些日本的市场。

咨询师：如果你做到了，他会怎样？

G：父亲会高兴，我也会高兴。

咨询师：这会证明什么？

G：我是有能力的,已经健康了。

咨询师：如果现在就已经坐在去日本的飞机上,你有怎样的期待?

G：我期待飞机能安全抵达,在飞机上还能睡一觉。

咨询师：日本对你来说是熟悉还是陌生的?

G：语言上是熟悉的,环境很快能适应。

咨询师：你曾经有过克服焦虑的经验吗?

G：和你咨询后学会了很多,会迅速地放松自己,也会自我进行思维分析和调整。

咨询师：在日本也会用的是吗?

G：当然,这是一定的。

咨询师：在使用了我的方法后,感觉会怎样改变?

G：会发生很大的变化。

咨询师：那么你对日本之行有怎样的判断?

G：会顺利的,而且我会祷告一切顺利。

咨询师：关键是你会面对不顺了是吗?

G：是的,谢谢。

我们对一件事物的恐惧和退缩都来自于过去不良经验对新事物的预置。其实未去实现的事物都是新的,但旧的力量如此强大,建构了我们所有前行的动力。所以改变其动力取向,将负面的失败经验转换成正面的积极力量。这样可以让G对任何新事物产生接触和完成的热情。这就是生命得以有效存续的正能量。

所以,G的治疗过程也是他的智慧完善的过程。咨询师引导咨询方向,在G的成长之苦中加入一点快乐的甜味,让他感到接纳成长之苦时的快乐。此刻,咨询师想到这样的故事。有一年轻人想要成为武林高手,找到一个大师。他问:"我努力练习多少时间能成为高手呢?"大师说:"十年。"他又问:"如果我不吃不睡,每天24小时不断地刻苦练习,那需要多少时间呢?"大师说:"一生。"他不解地问:"为什么呢?"大师说:"没有乐趣的苦行,唯有用一生去寻找其中的乐趣,没有乐趣,何能成功!"咨询师小结:只有品到苦中甘,才能做到甘心苦。

每个人在成长过程中,因现实需要,自然发展出一套属于自己的保护措施,这就是自我防御机制。如果自我防御失败,就会带来挫折和创伤,从而产生心理症状;而症状是心灵用以处理冲突的非合理方法。非合理,就会让自己无效和更糟;而合理,就是求助规范的心理咨询和治疗。

第三十章　走出抑郁

G 在这次的日记中这样写道:

"因为活在当下就可以获得第二天的希望。活在当下其实是将关注点从对过去的得失和对未来的焦虑疑惑转移到当下所做的具体事务上,做好当下的事、让当下充实,就可以增加当下的信心,也掩去过去的痕迹,更能提升对未来的目标感。所以关注当下会让人变得有希望、有动力。活在当下就是对未来的各种可能进行'未雨绸缪'的准备,也是对过去不幸的积极调整。是不是?"

迄今为止,G 已经做了三十次咨询。期间 G 的情况有起伏和波动。有时候,前几次咨询里困扰他的问题已经得到解决,却还会在之后的咨询里重新被提出。有时候,G 会对咨询本身也产生动摇,害怕咨询师会对咨询失去信心,但即使如此,坚持就能成功,在此处就是真理。

G：刚开始时我会觉得缺乏一些东西,心理有些荒僻,于是害怕人际关系给我带来更大压力。现在我决定主动把心敞开,放松、自然地去接触一些人,比如刚才还发了微信。我觉得其实每天上午有时跟别人谈谈话也挺好。当我把这个心理问题解决了,人际关系也就可以了,并不需要变得很圆滑,你说呢?

咨询师：是的。

G：你可能知道,我原来不仅是抑郁,其实对人一直也很紧张。

咨询师：指特定的人,还是对所有人?

G：对所有人。

咨询师：对所有人有一定的紧张。你觉得我和其他人对你来说意义不同吗?

G：这个在当时我还没察觉到。

咨询师：你并没有察觉到我和别人对你有什么不同的意义?

G：您别生气。

咨询师：你为什么会这么说呢?

G：因为我心里总是有这感觉。

咨询师：如果你是我,你会生气?

G：那倒不会,我更多是由于我妈的关系,从小对她有些害怕。

咨询师：对妈妈有些害怕?

G：对。

咨询师：那么"对妈妈有些害怕"跟"与咨询师之间的关系"有关联吗?

G：没有,只不过因为跟她相处太多,所以常常把内心封闭起来。但是现在我认为自己必须把心敞开才能放松地接受外界,我觉得现在能做到一些了。

咨询师：你是说现在已经和那时不一样了？

G：是的，有了一些改善。

咨询师：你原来对人感到焦虑和恐惧，并且这种焦虑和恐惧与妈妈小时候对你的影响有关。慢慢地，现在你可以主动跟别人交流。

G：现在恐惧感少了许多，可以跟别人交流，知道交流的重要性，我希望能够得到这些东西，所以现在能够做到。

咨询师：所以你会怎么做呢？

G：现在跟别人谈话，让自己保持放松状态，不要有太多压力，接受这种感觉。

以前 G 遇到自己处理不了的事情，第一反应或唯一的答案就是回避和逃跑，现在他了解到了新的应对方式。其实以前他也曾很好地应对问题，只不过在重重压力下迷失了。与 G 一样，许多人习惯上在解决问题时采取聚敛性思考，寻求一个对的答案。当然，这样的思考有其功效。然而，许多生活问题的情境是复杂得难以用聚敛性思考来处理的，这样的思考限制了人们自我应用和运用环境资源的方法。另一方面，如果采取和聚敛性思考相反的扩散性思考来认定事情，就不只有一个可能的答案了。

在心理咨询中，这代表不只有一种方法来管理一个问题或发展一个机会。不幸的是，扩散性思考在一个封闭的教养文化中总是得不到好的回报，甚至会引来惩罚。例如，善于扩散性思考模式的学生在老师面前像一个刺猬，有些老师在问有一个正确答案的问题时才会觉得自在，当扩散性思考的学生提出的答案不同于预期的答案时，即使回答是相当有用的，甚至超过预期的答案时，他们也可能会被刻意忽视、制止或"报复"。于是，这些扩散性思考的模式就被埋没，这成为社会文化和教育模式的悲哀。而今天，G 已经改变，他知道任何问题都可以挖掘出一个正向的答案，这需要一双发现它的火眼金睛和一份带着理智的耐心。

咨询师：非常好。

G：现在每天去公司与人交流也挺好，如果其中有兴趣相投的，有时我会进一步交流。其他的方式，现在还没有。

咨询师：我想和你探讨一下这次去日本的事。除了这次家人帮你买好飞机票，你临时拒绝不去以外，之前还有过类似经历吗？

G：还有过一次。

咨询师：嗯，那么现在已经两次了对吗？这种临时拒绝，你觉得主要的情绪是恐惧吗？除了恐惧还有其他的原因吗？

G：我害怕人际交往，我觉得这个问题很重要。因为害怕之后，我更孤单，就会选择沉浸在游戏或其他不太好的方式里。我现在最需要的，是人际关系这方面。我已经把这扇门打开了，希望能够改善人际关系问题。这个问题不解决一直留在那里，就算用其他方式替代，时间长了也会出问题。我觉得把这个问题解决以后我能够感到更轻松。

咨询师：你写了对自己的评价，是基于当下的感受，还是对未来的希望？

G：当下的感受。好像一个人非常穷困潦倒，看到一点好就觉得非常开心。昨天弹钢琴的时候我非常投入，虽然还是有些紧张，但没有被外界的评价所控制，没有在意别人觉得我弹得好不好，弹得比较快乐，我能有这感觉我觉得很高兴，真的。

人本主义理论将心理障碍的成因解释为自我概念与经验之间

的不协调。一旦自我概念不由个人有机体的评价过程来决定,而是内化了别人的价值并把别人的价值当作自己价值的一部分,为迎合别人的需求与接受从而否定自己的经验,自我概念与经验间便会形成冲突并产生不和谐。此时人会越发感觉不能适应环境,从而出现焦虑、烦躁等异常心理状况并产生心理障碍。人本主义治疗更多的是一种理念,这种理念贯穿了咨询师的整个咨询过程,即帮助 G 找回真实的自我。能够为自我的价值而活,而不再为他人的评价所控制。

咨询师:你还是很高兴。

G:以前因为没有过,我还是非常高兴。

咨询师:这种情绪维持的时间长吗?这种好的感觉能维持一整天吗?

G:我原本一整天都是抑郁的感觉,通过一些行为把好的体验加进去之后,就能把抑郁的感觉挤走、去掉。

咨询师:你用什么方法呢?

G:首先,运动也是一种行动吧。

咨询师:什么方法对你的抑郁症最有帮助?做到现在有没有经验?跟我一起分享一下。

G:做自己有兴趣的事情,比如音乐、画画、看书、写点东西。

咨询师:在画画、学习、看书的时候,在做自己感兴趣的一切时,是不是感觉好点?

G:不是这样做了就一定能好。比如刚才我看了一两页书,那时心中有焦虑,认为自己这么看下去也没什么问题。首先我调整认知,把包袱真正放下来,就觉得舒服了很多。

咨询师:怎样才让你把包袱放下来呢?

G:只能在我自己选择放下的时候才能放下。

咨询师:能不能找一些规律,比如做什么事情的时候可以放下包袱?或者什么时候感觉更加不抑郁、不焦虑,能举几个事例吗?我们知道睡觉能让你舒服,是这样吧?

G:我觉得用平和的心对待之后,就会好一些,主要是遇到问题平和地对待,不要那么害怕。

咨询师:比如睡觉算吗?吃饭呢?

G:比如上网,或玩游戏的时候就会平和。

咨询师:所以这也是在你痛苦的时候选择玩游戏的原因,我们再多挖掘一些好吗?

G:纯粹放松的现在还没有,现在我还做不到。

咨询师:所以画画还不是能让你放松的事,弹钢琴、音乐是吗?

G:也还不是。比如非常紧张的话,我可能稍微看一会电视,觉得稍微平缓了,这时会弹钢琴,这样可以再平缓一些,之后可能写点什么,也可以放松,画画也可以。

咨询师:在你的生活中,还没找到明确能够让你完全放松的事?

G:是的。

咨询师:那你有没有觉得自己已经努力尝试了所有的事?或者其实还有很多没有尝试的事,所以不能轻易给自己下决定?还是你认为解决不了这个问题?

G:我不认为解决不了。我现在应该专心解决这个问题,自己已经比以前进步了很多,感觉到了希望,这时候还要继续努力。

咨询师:你现在正在寻找让你快乐的东西?

G:不是寻找,而是建立吧!

咨询师：寻找更好。因为寻找的是我们从未缺失的事物，快乐从来都在，需要我们探寻和发现它的视角。我们需要塑造这样一双善于寻找的眼睛。

G：是的，重新塑造那双眼睛。

心理咨询协助来访者从问题中心模式转向发现模式，发现模式包括重构经验及创造性思考，不管哪种都是透过让人们想象可能性的目标而带出可能性的计划，并为未来寻求新的契机。在让一个人从现在的情境走向一个想象的未来时，情绪的预期和管理及问题解决活动的开创和维持是主要任务。完全的问题管理和机会发展架构，不只是想象和构思，而是协助来访者使想象产生行动力。

G：老师，其实我还是相信抑郁的反应在未来生活中还会出现，有时反应太大，自己也会承受不住，没法坚持，但我相信这种情况出现的频率越来越低。不过首先我觉得，不应该把心门关上，那非常痛苦。心门很难打开，有自己造成的原因，也有他人造成的原因。打开心门需要阳光，需要温暖，宗教的、外界的，或者是自己的。抑郁症最关键的就是不能接受这个温暖和光芒，而我现在很接纳。网络聊天的形式是好的，不过网络毕竟还是一道门，人必须进了门以后才会看到对方的表情，所以我觉得心理咨询很有用。想打开心门，也还需要很大的勇气。我以前在外面生活独居，非常害怕，现在当然也有害怕，但是已经少了很多，等我缺钱了，才自己去打工赚钱。以前这种行为，对我来说是非常恐惧的，因为五六岁的时候在日本，自己去买过一次东西，那时因为过于恐惧，忘拿买的东西，你说这种恐惧有多大？

咨询师：你五岁就会买东西啦？

G：五六岁的时候。

咨询师：那你好厉害。

G：那里人都那样。我在来的时候其实也恐惧，但我更想接受灿烂的阳光，希望追求生活的美好。这支撑我到现在，想活得快乐，更幸福。

咨询师：能不能具体一点？怎样才能活得快乐？什么样才叫幸福呢？

G：心里畅快。如果说想要更多的朋友，更多地接触社会，能更包容，首先你要把心灵敞开，这样才有人际交往；如果很难的话，我觉得社会公益行动还是好的，比如在日本公益活动还挺多，多跟邻居接触，交谈，因为想参加公益活动的人也都是希望跟外界交流的，心中完全封闭就无法交流。

咨询师：嗯，非常对。

接下来，咨询师再次引导 G 进入放松的状态，让 G 寻找最能够让他放松的方式。在放松的状态下，G 主动谈起他的家庭、母亲，说起家庭对自己的影响。更可贵的是，他与往常不同地说到了感恩，而 G 母加入咨询后，咨询师引导母子俩牵着手，在 G 完全放松和催眠的状态下，回到了他最快乐的五岁时光，牵着 G 的手一年一年度过，从五岁到六岁，再到七岁……一直到当下的时光。让 G 每经历一个痛苦的时光，就用力紧握母亲的手，母亲也紧握着他的手……他们正是这样共同经历风雨直到今天，并且还要共同走向未来。而未来，他们的角色将发生转变，G 的手将牵住母亲的手共赴属于他的世界。

这次咨询不像一个告别,因为 G 的咨询到这里并没有结束,他仍在坚持接受后续的个人成长咨询。三十章的文字涵盖了 30 小时的咨询历程。其实,不仅是抑郁症,任何一种心理问题的治疗都很难做到一蹴而就。唯有坚持,改变才会持续地发生,直到获得对生命最真实的体验感。其实,不论咨询师属于何种流派,让奇迹实现的最终还是来访者自己。咨询师是一个引导者,是来访者人生迷路时的陪伴者,是成长暂停时的支撑,也是在黑暗中开始迈步探索时的拐杖;而核心动力来自来访者自身。在本案中,咨询师、G 的父母,包括 G 本人都深信,他的情况会越来越好,因为他就具备着这样的动力,这体现于求助的积极性,而不间断的咨询才能保证和达到自己设定的目标。由此,心理咨询师希望每一个受心理问题困惑的人,像 G 一样努力和不放弃,坚定而及时地选择有效的专业帮助,直到健康重回身心。这就是我写成这本书的动机和愿望,希望它能对每位读者有所启发。

结 语

这本书终于完成了！

我对着房间里正忙着照顾孩子的太太大喊了一声。房间里的回应声丝毫不亚于我的音量。

写完这本书，明显有一种由内到外的轻松感，这是紧张已久却来之不易的愉悦感。完成任务的感觉真好！本来就想偷懒一下，省下这篇结语吧，但想想允诺过为这本书的成稿付出支持的朋友们，不管对我帮助的大小，我都要在这本书里提一提他们的名字，谨表我个人的谢意。

感谢上海心潮健康咨询有限公司的崔璨女士组织一支团队有序地完成音频转文字及文字校对工作，并对本书奉献了长时间的辛勤工作；

感谢上海外服心理援助中心的李杰、于潇、翁俊良、吉晓丽，及心灵花园心理咨询有限公司上海分公司的王克、于嘉、马芸。他们都是我工作中认真而可靠的同事，他们有的整理案例记录，有的梳理语句，对我最终完成此书给予了很大的支持和帮助。

感谢上海商贸旅游学校提供了部分文字速录的帮助；

感谢上海电视台《相约星期六》节目我喜爱的一对主持人搭档倪琳和朱桢老师，还有令人欣赏的著名编剧王丽萍老师。他们以他们的爱心给予了这本书支持和推荐。

感谢湖南卫视《爸爸去哪儿》节目总导演谢涤葵老师,我做《变形记》时,他是制片人,那时就觉得他太聪明了,一定还能做出更火的节目,没想到很快就实现了。这次他也给本书进行了推荐。

当然我还要特别感谢本书的策划叶子,二月份的一封普通约稿邮件就可以让我折腾三个月,日以继夜,夜不能寐地赶稿,终于在她的催促声中成稿付梓。那这本书的完成当然得向她道声谢了。

感谢完以上诸位朋友之后也要回顾一下自己著书的过程。这次的著述过程比较辛苦,却远谈不上痛苦,笔耕最痛苦的状态在早些年为纸媒撰写专栏的时候已经感受过。后来也写过几本书,当然是越发熟练,我在想,再写下去是不是哪一天一不小心就成为"著作痞"了。其实这样的担心大可不必,因为我写书总有一个善良的目的,就是让自己对心理学的临床经验通过文字传递出去。我对这么多来访者虽然有过帮助,而文字记录下的治疗行为和咨询室里的实际治疗相比会有所失真,但总可以体现一些真实水准,所以我的作品一旦成型就会成为一股力量,指向的目标就是让更多抑郁症及其他心理困惑者能找到一条正向的治愈之路。许多抑郁症者曾经是、现在是、未来也可能是抑郁症,这是因为抑郁症者多数长着颗感性的心灵。他们需要一本能告诉他们怎样走出抑郁阴霾的专业指南。这本书并不想充当一本伟大的学术巨作,但它切切实实是临床经验的一次呈现,虽然其中的治疗方法和咨询对话是咨询师的一家之言,但既然有效,就一定会有参照借鉴的价值,可以供更多心理困惑者及咨询师来激活助人助己的希望。

做心理咨询师十余年了,临床案例积累难以计数。经常有一些个案会激发我的想象,如果我是他,我会怎样看世界、看人生、看一切？终于有一天我在梦里发现自己也抑郁了，一阵痛苦袭上心头，世界变色了，关系抽象了，情感也扭曲了。太好了，终于可以和来访者真正做到"感同身受式的共情"了。我依旧做着我的"咨询师"，而来访者并不知道我也是一个"抑郁症者"，主观上我并没有打算有任何改变，却依然负有职业热情地去帮助来访者改变。故事的结局，我和"他"成了同事，"他"是一个从抑郁症改善了的咨询师，而我是一个带着心理问题的咨询师。很难说我没有改善，起码我控制着自己的病情，没让其发展恶化，但是吸一口凉气，心里总是郁郁的，我相信我是得了"持久无明显性障碍抑郁"了。

我梦醒后为自己能在梦里为自己冠上这么长的一个"专业名称"而感到吃惊。这就是我曾经做过的一个真实的梦境，醒后依旧清晰记得，赶紧记录下来备忘。

其实，不管我们身处怎样的位置，没有人能说你真正有着确定的优势，因为一切都在改变，甚至改变得那么平常，那么不经意，潜在的改变甚至连建构主义的丰富言语也不能表达。这个梦就是实例。我相信任何来访者从我的咨询室出门的那一刻，不，其实是进来的那一刻，改变就已经开始了。改变首先发生在咨询师身上，针对每一个不同的来访者，他要改变应对模式，改变固有的策略，改变自己过去的见解，最重要的是改变着自身的心理能量状态。当梦中出现自己成为一个抑郁症者的时候，很难说这不是一种对对方角色的向往甚至痴迷，梦中有焦虑和担心，但也在伪装和克制。梦中的一句台词记忆犹新："这是我角色的使命，换一个角色就是一个使命，无法抗拒。"梦是那么纯真，现实永远做不到梦境般坦率，这句话在现实中无法对人表白，因为决定角色转换的主人是导演，而自己就是自己的导演。别人永远不知道你当下是在真情出演哪个角色,哪个角色是真实合理的。但能控制自己总还不至于让格局乱套。梦让我补偿了想成为抑郁症角色的渴望,宣泄了我作为咨询师充满责任感的压力,也预示着我被抑郁症"传染"后的宿命。所以,抑郁症是迷人的!

我用这么一长段话只是想为最后一句"感慨"铺垫吗?当然不是,因为我在与G的对话过程中,觉得抑郁症是迷人的,可以让人更加真诚、坦率、深刻、敏感、与世无争、宽容、有创造力、执着、具备独有的可爱等等,他们可以成为天下最好和最安全的朋友,但却很少有人理解他们的这些优点。言辞无法说尽,我甚至在想,如果抑郁症不是发展到最终容易自杀,这样的"病"简直就是上天赐予让人性回归的善良礼物,其实善良的意义不正是"敢于面对自己的恶而做出行动表示的一种态度"吗?抑郁最后的行动指向的是"自绝",虽然"错"不至此,但这番坚定的对自己的裁决又怎么不令人动容?"健康"的人们,却在掩盖自己的"罪过"以便伺机继续"行恶"。

所以,抑郁症又是可敬的!经过抑郁症洗礼的人们,他们才会领略到对冲下的人性的本质和刻骨铭心的反思。所以,我立志去解读、陪伴和支持他们,和他们共同面对一切。但我的力量是微薄的,如果我心大而力不逮,就会梦想成真——一个带着抑郁症的咨询师。于是我就做了这件事,在我欣赏的G的允许下,出版了这本《一个抑郁男孩的30小时》,希望你能从阅读中获得一点点改变。而只要开卷阅读,改变是必然的!

我认为没有爱的力量,再好的技术也无法影响和协助来访者的改变。所以,我坚信"爱商"(LQ, Love Quotient)才是摆脱人间困苦的最强效的"良药"。爱商是衡量人们参与扶助弱者的利他和奉献能力。在我们把对他人的洞察力、主动性和协调性共同呈现的那一刻,被助者内心的乐观和希望就会被点燃,从而照亮他坚定的生命之路。

所以,我希望借此书激发每个阅读者的"爱商",希望你加入"心理互助爱心会"的公益团体,成为"爱心会"的一员,也自然成为这本书读书会的成员,读书会将会循环开展,正如抑郁症永远存在一样。

这里的一切都是公益、公开和真诚的。你可以通过以下网站端口进入进行会员登记:

www. xinlinghuayuan. com

www. eap. sh. cn

www. cneap. net. cn

再版后记

本书出版后的第三年，G 在日本攻读博士学位，并于 2017 年在某著名学术论坛上发表演讲，震惊四座。G 的母亲打来越洋电话，告诉我这个好消息。那天，G 的母亲激动的声音，让我久久不能忘怀。的确，G 是个非常聪明的年轻人，他终于和自己的父亲一样攻读了博士学位，这是他和家人曾经不敢想象的。G 创造的人生奇迹，是一个人勇敢面对自己的抑郁症状，与心理咨询师不断地进行思想的碰撞，一次次超越自己原有认知的结果。他不仅完成了康复的任务，还形成了强大的动力和使命感，成为了一个有价值的人。作为一名心理咨询师，让访客康复是我的职责，而这种康复带来的 G 的自我价值的实现，是给我的最好礼物。

很多读者都很喜欢这本书，G 已经成为很多被抑郁困扰的人的偶像。G 以他的亲身经历告诉我们，首先，抑郁症是敏感人群的常见病，这一人群心思细腻，情感丰富，高智商偏多；其次，抑郁症并不可怕，可怕的是不敢面对，不愿意接受专业人士的帮助和支持；第三，经过专业人士的帮助，他们康复后，往往在学业或事业方面会有更好的发展。

我知道很多人会选择自我疗愈，不寻求专业人士的帮助。比如，得了抑郁症，就开始看这方面的书籍。这会有一定的效果，但抑郁情绪会让人的思维生出很多阻碍，比如负面视角，这些都会造成心理问题的堆积。还有些人认为只要做运动就可以了。运动对于缓解抑郁有一定的帮助，作为辅助的方法，可以尝试，但不能单纯地认为运动就可以治愈抑郁症。譬如 G 以及和 G 一样有智慧的人们，这些人在心理咨询室里高谈阔论，渴望自己的思想被认可，渴望获得新的认知去替代自己旧的认知。交流让他们有存在感，使他们康复，还能让他们成长、成熟，有足够的能量去实现自己的人生价值。

顾歌

2018 年 9 月